医療者のための

成功する
メンタリングガイド
The Mentoring Guide
Helping Mentors and Mentees Succeed

Vineet Chopra, Valerie M. Vaughn, Sanjay Saint

［監訳］

徳田 安春　群星沖縄臨床研修センター・センター長

［ 訳 ］（訳出順）

新里　敬　中頭病院感染症・総合内科・部長

北原 佑介　浦添総合病院救急集中治療部・ER 部長

村山 知生　川内村国民健康保険診療所・所長

相澤 直輝　大浜第一病院内科

兼城 隆雄　南部徳洲会病院消化器外科・部長

横矢 隆宏　沖縄協同病院内科・副院長

佐藤 直行　ハートライフ病院総合内科・医長

仲間 直崇　中部徳洲会病院消化器内科，在宅・緩和ケア科

山城 惟欣　同仁病院内科・部長

原田 大幹　医療法人へいあん平安病院

医学書院

［原著者］
Vineet Chopra
Valerie M. Vaughn
Sanjay Saint

The Mentoring Guide；Helping Mentors and Mentees Succeed
Licensed by The University of Michigan Press

Printed and bound in Japan

医療者のための 成功するメンタリングガイド

発　　行　2020年12月1日　第1版第1刷

監訳者　徳田安春
とく だ やすはる

発行者　株式会社　医学書院

　　　　代表取締役　金原　　俊

　　　　〒113-8719　東京都文京区本郷1-28-23

　　　　電話　03-3817-5600(社内案内)

印刷・製本　三報社印刷

ISBN978-4-260-04311-3

監訳の序

メンタリングの語源はメンターから来ている．ギリシャ時代の王の助言者やその子どもの王子の師を務めた「賢者メントール」の名が語源となっている．特に，王子にとってメントールは指導者・理解者・支援者としての役割を果たした．メンティーの良き話し相手となって理解し，適切に指導し，そして具体的に支援もしてくれるのがメンターということになる．研修医や専攻医，若手医師には，メンターが必要であり，後輩ができたら今度はメンターになる必要が出てくる．

このように，医療者の中でも医師における典型的なメンタリング関係には研修医と指導医がある．しかし，医療者の共通因子はプロフェッショナルとしての成長を期待されることだ．看護師，技師，助手，事務員，すべての職種の全員で，メンターとメンティーの関係が必要だ．医療現場に登場する人々は全員メンタリングに関わるべきなのだ．本書を読むことで医療現場でのメンタリングが促進すれば，日本の医療の質，安全，雰囲気が良くなるだろう．

メンターまたはメンティーは割り当てられることがある．もちろん，組織で割り当てられた相手をメンターとするのはよい．メンティーにとっては，組織が認めたメンターだから，遠慮なくいろいろ相談しやすいだろう．組織メンターをぜひ活用してほしい．また，メンターにとってはメンタリングの機会を与えてくれるのだからこれを活用しない手はない．

しかし，人間同士の出会いの機会をフルに活かして，メンタリングの相手を積極的に開拓するのを勧める．複数のメンターがいると可能性が広がる．いわば「偶然と必然」だ．ジャック・モノーによると，これが生物の進化の本質だという．進化の原則は人と人の出会いでも成立するのであり，人が進化してきた社会的必然だ．メンターとメンティーのメンタリング関係も含み，人が成長する最大要因になる．

本書を読み，実践することで，あなたも良いメンティーになって成長し，その結果良いメンターとなれるだろう．高度なメンタリングスキルをフルに生かし，プロフェッショナル医療者としての理想を実現できる日本人医療者が増えることが，まさに日本語版作成メンバーの望みである．

　2020 年 8 月

沖縄県浦添市にて

徳田安春

目次

COLUMN（日本語版オリジナル）

原書推薦の序

∙∙∙

　私はシカゴ大学のメンタリングプログラムを運営しており，多くの学生たちのメンターとなってきた．そんな私には驚くべき秘密がある．それは，ある質問が嫌いだということ．「私のメンターになってくれますか？」という質問だ．私はメンターになりたくない，という意味ではない．実際，私はメンターになることが好きだ．しかし，この質問に直面したとき，私は期待と不安に飲み込まれてしまう．もし私が相手に Yes と言ったら，あとになって，「メンタリングをやりすぎたのではないか」，逆に「不十分だったのではないか？」と悩むことになるだろう．そして，このガイドブックの中に記述されている「メンタリング失敗例」の一つとなってしまうだろう．一方，No と答えたら，「メンタリングを最も必要とする時期にある人を無視してしまったかもしれない」と感じるだろう．正直いって，この質問に実際にどう答えればよいかについて，具体的アプローチの方法を，私は持っていなかった．しかし，Chopra 先生，Vaughn 先生，Saint 先生による本書のおかげで，このような困った状況にうまく対応できるフレームワークを，今は持つことができている．

　実際，すべての人に対してメンターを引き受けるのは「メンタリング失敗」といえる．今の私は No と言う代わりに，別の役割を果たすことができますよ，と答える．コーチやスポンサー，コネクターの役割だ．このシンプルな対処法がひらめいた，一種の「アハ体験」は，私のプロフェッショナルとしての生活を変えた．今や，私はすらすらと次のように答えている．「私はあなたのメンターにはなれないがコーチにはなれますよ」，あるいは「あなたにとって私がベストなメンターになれるかどうかわからない．しかし，私が確実にできるのはあなたのメンターになれる人を紹介することです」と．

　最近，私が最もよくやっているのは，医学の研修生に対してどのようにメンターを探せばよいかをコーチすることだ．最初は皆，メンターを 1 人だけ探そうとする．そして見つけられなくて嘆く．その理由はさまざまだ．この人は忙しい．あの人は忙しくはないがフィールドが異なる．また別の人は，若すぎてメンターにはなれない，など．残念なことに，「自分のメンターは

ただ1人であるべき」または「メンターとメンティーは二人一組であるべき」というコンセプトが，ヘルスケアの領域でかなり広がってしまっている．ヘルスサービス研究の領域ではさらにその傾向が強い．そんな中で研修生たちは，NIHのキャリア開発助成金（通称"K"）など，最初の大きな研究費を取ったときのアドバイザーをたった1人のメンターとして位置付ける．

しかし幸いなことに本書は，「メンターはただ1人であるべき」とか，古典的な「メンター・メンティーの二人一組であるべき」というコンセプトはもう時代遅れと教えてくれる．その代わり，チームに基づくメンタリングこそが新しいスタンダードであるというコンセプトを，我々に紹介してくれる．そして，このメンタリングのチームは，単に"仕事をやろう！"と叫ぶのではなく，それぞれが異なった役割で多様な可能性を提供し合うことで，最も効果を発揮するのだ．このことは女性やマイノリティにとって重要な意味を持つ．彼らはキャリア形成において独特の問題に直面するからだ．

以上は，本書に含まれているもののうち，自己目的の実現を目指すあなたのために役立つ内容のほんの一例だ．あなたが経験あるメンターであっても，または初めてのメンティーであったとしても，必ずや実践可能なアドバイスを得られて，メンタリング分野で応用することができるだろう．もちろんメンタリングの失敗例を理解することもできるし，メンティーを評価するためにメンタリングテストの実施を考慮することもできる．メンティーとの関係がうまくいかないときにどのようにその関係を終了させればよいか，あるいは，#MeToo時代における女性に対するメンタリングをどのように効果的に行うか，などのタブーともされるトピックにも本書は挑戦している．

最後に，私はあなたのメンターにはなれないが，あなたがこの本を読み進めていくうえで，良きコーチとなれればいいと願っている．

Vineet Arora 医師

シカゴ大学

卒後教育環境イノベーション・ディレクター

学術発見担当副学部長

原書の序

　インパクトのある生産性の高いキャリアは，その人の人生で受けた多種多様の影響の賜物である．正式な教育，訓練，そして個人的な学習は通常，キャリア成功のための必須条件である．しかし，しばしば見逃されている，もう一つ別の条件がある．それはメンターシップである．おそらく最も重要だといっていいだろう．

　メンターシップとは一体何か？　メンターシップとは，経験豊富で信頼の厚い現役の人から，ほかの人（通常は年齢的により若い人）に与えられるガイダンスであり，その若い人の成功を助ける制度のことだ．成功した組織では，メンターを見つけられる可能性が高い．知識や戦略に加えて生きた経験は，メンターシップによってメンターからメンティーへと受け継がれる．これがあらゆるフィールドでの持続可能な発展と目標達成を可能にするのだ．例として，ギリシャ哲学で有名なメンターシップの師弟関係を見てみよう．ソクラテスはプラトンをメンタリングした．続いて，プラトンはアリストテレスをメンタリングした．ソクラテスは彼らメンティーを通して，一人では到達できなかった世代・地域を超えた領域まで影響を及ぼすことができたのである．このようにメンタリングの関係は相互的であり，両者にとって利益をもたらすものなのである．メンターはメンティーを得ることによって自身の知的財産やアイデアを広めることができる．メンティーにとっては，このガイダンスがなければ達成できないような英知を得ることができる．メンターシップはそれぞれの領域における成功と進化にとって必須であり，ある世代から次の世代へと引き継がれる聡明な英知を保証するものである．

　メンターシップは人生を変える経験であり，その果実は時間をかけて実を結ぶ．注意してほしいのは，メンターシップへのアプローチを軽率に行ったり，十分な配慮を欠いたとき，時間とエネルギーの無駄となってしまうことである．悪くすれば，メンターシップが歪んでしまったために残念な結果となり，その関係を破壊するだけでなく，キャリアをめちゃくちゃにすることもありうるのだ．

　我々はこれまで，メンターやメンティーとしての役割を果たしてきた中

で，多くのメンタリングの成功と失敗を観察してきた．さまざまな領域で多くの人々の成功と失敗に影響を与えた，数多くのメンターやメンティーと話をする機会を得た．本書はメンタリングにおけるメンターとメンティー，両方についての我々の物語と経験の集大成である．さらに我々のキャリアの中で共に働いてきた多くの人々の経験も含んでいる．

　我々のゴールはシンプルだ．実践可能な具体的なアドバイスを与え，読者がメンタリングの経験から多くのことを得られるようにすることである．メンタリングのアウトカムが実りあるものになる可能性を高めるために，良いメンターと良いメンティーがとるべきカギとなる行動について公開しよう．それぞれのトピックで，追加学習に興味のある人たちのために学習リソースのリストも添付した．巻末には37のカギとなる論文と図書の内容についてその概略を紹介した．これにより，重要なトピックのカギとなる文献のレビューが可能となるだろう．

　本書を読むことで読者のメンタリングの成功につながることを望む．それは，読者がメンター，メンティー，あるいはその中間のどのような立場の人であってもである．

Vineet Chopra
Valerie M. Vaughn
Sanjay Saint
ミシガン州アナーバーにて

謝辞

　本書は，私たちの同僚や友人，メンティー，そしてメンターたちの助けがなければ出版されなかった．特にメンターたちは私たちに多くの影響を与えてくれた．

　Vineet のメンターは次の人たちである．Erdal Cavusoglu, Mark Larey, Scott Flanders, Sanjay Saint, Larry McMahon, Bob Wachter, John Carethers, Rod Hayward, そして Andy Auerbach である．

　Valerie のメンターは次の人たちである．Vineet Chopra, Sanjay Saint, Scott Flanders, Sarah Krein, Lona Mody, そして #FFL に関して成功し，毎日私にインスパイアしてくれた女性たちである．

　Sanjay のメンターは次の人たちである．Deb Grady(最初の研究メンター)，Larry Tierney(最初の臨床メンター)，Bob Wachter(最初のキャリアメンター)，Steve Fihn, Ben Lipsky, Walt Stamm, Rick Deyo, Tom Koepsell, Larry McMahon, Eve Kerr, Rod Hayward, John Carethers, Gil Omenn, Carol Kauffman, Tim Hofer, そして Jim Woolliscroft である．

　私たちはまた，ミシガン大学と VA アナーバーヘルスケアシステムに対してお礼を申し上げたい．この2つの医療機関では，メンタリングが価値あるものとして重要視されている．

　本書は多くの個人の仕事の集大成でもある．私たちは次の人々の貢献に対して深く感謝する．Jennifer Berry, Jasna Markovac, Jason Mann, Jason Engle, Rachel Ehrlinger, そして Michele Mazlin である．

　本書の中で議論されたコンセプトのいくつかは次の人々の助けがなければ実現されることはなかった．Dana Edelson, Vinny Arora, Justin Dimick, Jennifer Waljee, Michelle Moniz, そして Mary Dixon-Woods である．また私たちのアーティストにも感謝を申し上げる．本書の中で使われるアートがどのような表現であるべきかについてビジョンを提供してくれた，ミシガン大学の Penny W. Stamps アートデザイン学校の学生 Danny Suárez さんである(訳者注：原書のイラストは使用していない)．

原著者紹介

Vineet Chopra 医師は，ミシガン大学のホスピタリスト部門のチーフ兼内科の准教授であり，VA アナーバーヘルスケアシステムのリサーチサイエンティストである．彼の研究テーマは，入院患者の院内発生の合併症を予防し，安全性を高めることである．彼は，例えば 2016 年の臨床教育カイザー・パーマネント賞など，多くの賞を受賞している．また，メジャーな医学ジャーナルに 200 以上ものピアレビュー論文を発表してきた．ハーバードビジネスレビューや JAMA，BMJ に，メンターシップについての数多くの論文を発表している．

Valerie M. Vaughn 医師は，ミシガン大学ホスピタリスト部門の助教であり，VA アナーバーヘルスケアシステムのリサーチサイエンティストでもある．彼女の主要な研究トピックは抗菌薬の適正使用で，臨床でよくみる感染症に対する抗菌薬の使用を最大限に適正化することを追究している．もう一つのトピックは，医療の質の改善における病院の優劣について調べることである．また，JAMA に掲載された論文の筆頭著者となり，メンティーが起こしがちな失敗の研究について発表した．メンタリングについてさまざまな国内の勉強会において講演を行っている．

Sanjay Saint 医師は，VA アナーバーヘルスケアシステムの医療チーフであり，ミシガン大学の内科教授(George Dock 教授の流れを汲む)である．彼のリサーチトピックは，患者の安全，リーダーシップ，医療の意思決定である．彼は，New England Journal of Medicine や JAMA などの，100 近いメジャーな医学ジャーナルにおいて，ピアレビュー論文の著者として 350 以上の発表をしてきた．また，ウォールストリートジャーナルやハーバードビジネスレビューをはじめ，主要なニュースメディアにおいて多くの論文を執筆し，数多くの本を出版している．メンターシップに関してはいくつかの論文を，ハーバードビジネスレビューや JAMA，BMJ に発表している．2016 年の全国 VA 医師最高賞の Mark Wolcott 賞を受賞している．2018 年にはミシガン大学ヘルスシステムからメジャーメンターシップ賞を受賞している．

メンターへ

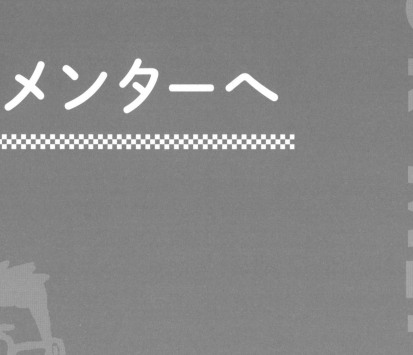
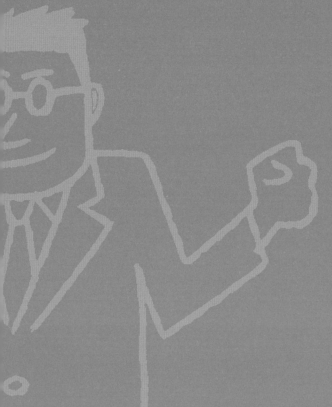

FOR MENTORS

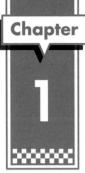

メンターになる前に
おさえておきたい3つの基本

　いま，本書を手にしているあなたは，どのような状況に置かれている人なのだろう．自分自身がメンターになるとは思ってもいなかったが，否応なくその役割を担わされてしまった人だろうか．何年も前からメンタリングに従事することを望んでいて，もうその心構えができている人だろうか．あるいは，すでにメンターとなってはいるものの，メンターとしての認識さえも十分ではない人だろうか．

　メンターシップに対してどのような気持ちを抱いているにせよ，その気持ちは，メンターの仕事をしていくうえで欠かせないものとなる．そして，遅かれ早かれ，私たちの誰もがメンターの役割を担わされることになる．ある人々にとっては，予想よりも早くやってくることもあるだろう．設立されてまだ間もない領域（ホスピタリスト部門など）であるため，キャリアの浅い段階でメンターにならざるを得ないからだ．それ以外の人たちは，さまざまな経験を積んだ後，メンターシップに関わることになる．

　メンターになる前に，良いメンターシップがどのように機能す

るかを知っておくことは，メンターとメンティーの双方にとって有益である．メンタリングでの関係がうまく機能すれば，実りの多いメンタリングにつながるということは強調しておきたい．

　この目的に向かって，メンターとしてのキャリアをスタートさせるにあたり，次の 3 つの基本原則を頭に入れておいてほしい．

1. 現在のスタンダードはチームメンターシップ

　メンター同士でチームを組むと，どんなに優れたメンターが一人で行うよりも，はるかに多くのことを成し遂げることができる．「自分だけが関わる」メンティーを持つことで己の満足感を満たそうとする人がいるが，これはメンターやメンティーの双方にとって最良の選択ではない．確かに，メンターがメンティーを「自分の庇護下」に置き，メンティーの成功は自分の指導の賜物だと主張した時代もかつてはあった．しかし，今日のようにチームベースで問題解決を図っていくのが主流となっている時代では，そのような手法は効果的でも賢明でもない．それではなぜ，チームで取り組むメンタリングが理想的なのだろうか？

●チームメンタリングにより，メンティーはより幅広い視野を持つようになる

　多くのメンターがいることで，いろいろなパーソナリティやワークスタイル，あるいは学びの機会が得られることになる．メンターが自分のやり方だけを教えると，多様性，創造性，問題解決能力などに触れる機会をメンティーから奪うことになる．もちろん，メンターはさまざまな臨床的・方法論的スキル，経験値，

およびそれらに関する専門知識を兼ね備えているが，そんなメンターが複数いれば，さらに大きなネットワークと，より価値のあるコネクションを築き上げることができるだろう．そして，それらがすべて，メンティーが成功するカギとなるのである．

●チームを組めば，メンター一人あたりの作業負荷が減り，業務管理もうまくいく

　ほかの人の助けがあるからこそ，私たちメンターはメンティーに対して時間とリソースを充てることができるのである．やることが多すぎるのなら，時間のありそうなメンターに協力を求めればいいのでは？と思われそうだが，時間を持て余している人がいつまでも忙しくならないのは，実のところ，それなりの理由がある．「仕事は忙しい人に頼め」と仲間に冗談半分で言うことがある．忙しい人の多くは多忙にもかかわらず自分の仕事をテキパキとこなし，多くの目標を達成しているからである．理想的なメンターを目指す多くの人は，プロとしての，あるいは個人としての責任を果たすべく，最大限の力を発揮していく．優れたメンターがチームでメンティーに関わることで，業務やその責任を分担でき，メンターの「燃え尽き」も回避できる．

●メンターチームが，不測の事態に対するセーフティ・ネットになる

　メンタリングの環境もこれまでになく流動化している．例えば，メンターがさまざまな理由で仕事や組織を離れてしまうことがある．もしメンターが一人だったとしたら，そのメンターがいなくなることで，メンティーの学習プロセスだけでなく，将来のキャリアパスを損なう可能性も出てくる．逆に，メンターがリソースと時間をメンティーに注ぎ込んだにもかかわらず，メン

ティーが個人的または職業上の理由で辞めたりすることもある。こんなとき，メンターには葛藤がある。メンティーが次のステップアップのために自分のもとから去っていくのを心から祝福する一方で，かなりの時間をかけて立派になるまで育て上げてきたメンティーを他人に奪い取られてしまうような悲しい気持ちにもなるのだ。もしメンターがチームを組んでいたら，状況はかなり変わったものになっただろう。

　さらにメンターでチームを組むことのメリットを挙げると，メンターの不正行為，つまりメンティーの将来を台無しにするような行動を未然に防ぐことが可能となることだ（詳細は Chapter 6 と Chapter 7 で説明する）。また，チームを組むことにより，メンターは自分の専門外のメンバーとのつながりや関係を構築できる。例えば，看護師として働いた経歴のあるメンティーをメンタリングする医学部の教員は，メンタリング委員会（メンターのチーム）で看護学部の教員と直接顔を合わせながら協力を求めることが可能になる。

2. インターンシップの実施

　たとえ幼稚園の頃からの知り合いだったとしても，すぐにお互いの関係をうまく築く人もいれば，そうでない人もいる，というのは自明の理である。ならば，もともと人間が持っている特質について，メンタリング関係が構築される前に考慮しておかなければならない。メンタリング関係を良くするには，あらゆる面で良き「親和性」が必要であることを知っておこう。性格や好悪の感情

だけではない．仕事をするうえでの倫理感，仕事への期待度，知識，精神的な素質などの面での親和性を探っておこう．そのとき，潜在的な「暗黙のバイアス」には注意したい．メンティーに対してあなたが否定的な反応を示すのは，彼らが自分と異なった言動をとるからではないだろうか？ 誰もが，自分の経験則や身近な都合の良い事例をものさしにして，短絡的に判断してしまう．しかもそれを無意識のうちにやってしまう．注意深く気を配ること（Chapter 3 でより詳細に解説する）で，このような「暗黙のバイアス」による失態を防ぐことはできるだろう．

メンターを引き受ける前に，メンティーになる人を慎重に吟味したほうがよい．その人物の成功の手助けをするということは，あなた自身の仕事の時間と個人的なエネルギーを犠牲にする，ということなのだ．だからこそ，軽々しく決断すべきではない．

野心的で自分の身の回りのことがしっかりとできているような，自立した柔軟性のある人物を探すことをお勧めする．メンティーがささいな疑問やちょっとした問題に出くわすたびにメンターに相談を持ちかけてしまったため，両者の関係が損なわれた事例はたくさんある．また，一方が対話を閉ざしてしまったがために，あるいは，自分とは異なる相手の考え方を受け入れることができなかったために，その関係がうまくいかなくなったケースもある．

最も大切なのは，「この人物を信頼できるか」と自問してみることだ．科学的な姿勢への懸念が生じるとか，プライベートや秘密にしておきたい出来事について話ができないようなら，信頼が置けないということである．メンターは自分が信頼できないと判断したメンティーに関わるべきではない（その逆も同様である）．めったにあることではないが，学歴詐欺を犯したメンティーの事

例では，メンティーおよびメンター双方のキャリアが損なわれた
ケースもある．

　しかし，ふさわしい人物をどのように選択すればよいのだろ
う？　それには，「お試し期間」を設けてみるのもいいだろう．メ
ンターシップを受け入れる前に，次に挙げるいずれかのアプロー
チを試すと，メンティーとの相性，メンティーの献身度，知識を
感じ取れるだろう．

● 読解試験

　メンティー候補者に，あなたの専門分野で定評のある本や論文
を読んでくるように頼んでみよう．1か月後くらいに面談の機会
を設け，その本や論文に対する見解について話し合ってみること
だ．10人のうち9人からは二度と連絡が来ないかもしれないが．

　時間をかけて論文を読み，解釈し，議論することをいとわない
メンティーなら，学習意欲があり，努力を惜しまない性格だとわ
かる．その議論はまた，彼らの考えに耳を傾け，（比較的簡単に）
前向きに取り組んでいくのに必要な知識，情熱，イニシアチブを
持ち合わせているかを判断する絶好の機会となる．一方，次の面
談の予約をせず，中途半端な準備のまま面談に臨むような場合
は，そのメンターになるのを断ってもよいだろう．次の面談予約
は取り付けるものの，さまざまな言い訳を述べて課題をこなさな
いようなメンティー候補者は特に注意したほうがよい．ベンジャ
ミン・フランクリンもこう言っている．「私のところに言い訳上手
な人を連れてきてくれたら，その人が言い訳以外には何もできな
いのだと証明してあげよう」．

● 筆記試験

アメリカ人作家のデビッド・マッカローは次のように述べている．「書くことは考えることである．うまく書けるのであれば，しっかりと考えているのである．書くことはそれくらい大変なことだ」．メンティー候補者の良いところを見出せない場合でも，彼らに書かせてみるのは彼らの考え方を評価するのに良い方法である．また，それによりメンティーの学習意欲を確認することもできる．

このような理由から，私たちはメンティー候補者に，それぞれの分野における画期的な論文や重要な論文のレビュー，あるいはまだ結論の出ていないトピックについての簡単な考えを書く課題を与えてきた．期末レポートのような大袈裟なものでなくてよいので，1〜2ページに収まるよう，大まかな内容と単語数を決めてあげるとよい．読解試験と同様に，筆記試験により彼らの考え，思考過程，根底にあるものを知ることができる．また，最後までやり遂げる人物かどうかを見極めることもできる．

● 実地試験

ビジネスの世界では，営業訪問や顧客との面会にメンティーを同伴させることがしばしば行われている．面会後にメンティーにその感想を聞いてみるのは，これから先の準備が整っているかどうかを評価できる機会となる．面会時のやり取りについて話し合ったり，彼らの考えや印象をまとめた要約を書かせてみたりするとよい．これにより，実際の現場で相手を見る機会やその体験について語る機会が得られる．ビジネスの世界とは無関係だろ

うって？　そんなことはない．委員会や利害関係者との会議にも一緒に立ち会わせるとよい．これもまた同じことである．「試験」とはいえ，そのメンティーが誠実に努力し，適切な行動がとれるようなら，前向きに評価してよい．

● 周辺情報の取得

　これらの試験と自分の「直感」に頼る以外に，私たちの一人がとっているアプローチは，メンティー候補者と一緒に働いたことのある人から追加情報を得るという方法だ．例えば，メンティーが「病棟担当医」またはサブスペシャリティの「フェロー」と呼ばれるトレーニング中の医師である場合，同僚，上級医師，看護師，ソーシャルワーカーなど，臨床現場で最も密接に彼と働いたことがある人に，チームにおける彼の様子を尋ねるとよいだろう．具体的には，次のような質問である．看護師からのコールにすぐに応答してきたか？　状態が不安定な患者の診察を依頼したときにすぐにベッドサイドに来てくれたか？　一生懸命に仕事をしていたか？　真剣に取り組んでいたか？　患者やスタッフに対して親切だったか？　同僚とうまくやっていたか？　倫理的行動の観点から危険または注意を要するような行いがあったか？　自分の家族を彼に診てもらいたいか？　……採用と同時にメンターシップを依頼される可能性のある候補者の場合には，候補者の考えを問う1対1の面接には，上層部からも一人は出席してくれるよう依頼しておいたほうがよい．他人に対して「へつらう」人はしばしば他人を「蹴落とす」ことがある．もう一人の出席があれば，それを見抜きやすくなるだろう．実際，組織の一番末端にいると思われていた人が，候補者が本当はどんな人物であるのかを驚くほど正

確に掌握していることもあるものだ．一つの否定的な言葉ですべてがダメになることはないだろうが，仕事を任せられる人であるかどうかを見極められるような行動パターンを見出しやすくなるだろう．

ここまでくると，「メンティーを選ぶのに，これほど煩雑に時間をかけて行う必要があるのか？」と疑問に思うかもしれない．あとあと関係がうまくいかないメンタリングに時間を費やすことをいとわないのであれば，その答えは「No」でよい．これまでの経験から，あらかじめ設定した候補者選定時間を短くすると，良い結果をもたらさないことを学んでいる（数多くのそのような事例がある）．重要なことは，メンティーの選択に時間をかけておくことでメンティーとの関係悪化を回避できるかもしれないということだ．あとになってメンティーとの関係が悪化したら，もっと多くの時間を割かれ，さらにはメンターとしてのやる気の低下にもつながるのである．

メンティーとの仕事上の関係は生涯にわたって続くことになる．だからこそ，賢明な選択をしてほしい．

3. 行動計画の作成

人生のどんな関係でも同じことがいえるが，その関係を長く続けていくカギは，常にコミュニケーションをとり，その期待に応えることにある．メンティーとの関係についても同じことがいえる．メンティーが決まったなら，メンターシップの基本ルールを作ろう．これは，積極的かつ効率的に互いのコミュニケーションをとるために欠かせないものだ．次の事柄について，よく話し合うべきである．

- メンティーの短期的/長期的目標について．目標は時間とともに変化する可能性があるため，定期的にそれを確認する必要がある．
- 進行状況や障害について．質問のための定期的な面談の頻度，時間，場所について．
- 定期的な面談以外に，相談が必要な緊急事態が生じた場合について(ただし，最小限に抑えておくこと)．
- あなたがメンティーにやってあげられることについて(逆に，やってあげられないことについても)．
- 専門家の行動，仕事の質，および達成すべき具体的な目標に関して，メンターに期待することについて．
- ミスや問題が生じたときの対応に関する反応と期待について．完璧を期待してはいけない(メンティーはまだ修行中の身なのだから)が，解決策を見つけるための誠実さと意欲については期待をかけよう．ミスがあった場合，あるいはメンティーが問題に遭遇した場合は，早めに察知し迅速に対処してあげることが必要だ．

メンタリング関係がうまくいくためにもう一つ大切なことは，双方向の信頼である．メンタリングのセッション中は，微妙な問題についての話し合いができるように，安全と機密が保たれるようにしなければならない．要するに，メンティーがこれらの問題についてあなたに安心して相談できるように配慮し，あなたはメンターとして，そのことについての率直なアドバイスを気持ちよく行えるようにしたい．しかし，メンターがいろいろな仕事に追われるようになると要注意だ．例えば，あなたが組織で主要な役割と責任を担っているとする．メンティーから，あなたの同僚が

勤務中に飲酒していることや倫理や法から逸脱するような行為をしているとメンタリングセッション中に知らされた場合，あなたは組織での立場上，その問題をメンティーとの間の秘密にしておくことはできなくなってしまうかもしれない．

　実際には，新しいメンタリング関係が始まる際には，2〜4週間ごとに定期的な面談を行うことを勧める．メンティーにこの面談での議題を考えてもらい，彼らが関わっているプロジェクト，現在のニーズ，相談したい質問や議論のポイントを列挙してもらう．あなたがあらかじめ面談や追加修正された相談事についての準備ができるように，面談の数日前にはメンティーにその議題を送ってもらうようにしよう．そうすることで，私たちはより良きメンターへと近づくことができるし，メンティーは私たちとの時間を賢く使うようにもなる．

　最後に，重大な過失となる要因とその対処方法について記しておく．盗用，科学的不正行為，虐待行為，あるいはそれらに該当するような行為は，メンタリング関係終了となる要因としてリストアップしておくべきであり，またこれらの行為は懲戒処分の対象ともなるだろう．メンティーがこのことを前もって知っているならば，これらの不幸な問題が発生した場合にもたらされる結果については，疑問を挟む余地はない．

SUMMARY

　メンターシップの最初の一歩を踏み出す前に，事前の準備と考えておくべきことを整理しておこう．ベンジャミン・フランクリンが言ったように，「1オンスの予防は1ポンドの治療に値する」

ということだ．あなたが貴重な時間とエネルギーを使って，メンティーを選び，基本ルールを確立するという重要なステップを踏むことで，あなたはそのあとの無限のストレスとリソースの浪費から解放されることになる．

　良好なメンターシップでスタートを切れば，良い結果をもたらすだけでなく，あなたとあなたのメンティー，双方ともに必ずや満足感溢れる結果を得ることができるだろう．最終的には，メンティーはより多くのことを学び，メンターとメンティー相互の満足度をより高めることができ，それぞれが所属している組織や分野に対して，より大きく寄与することになるだろう．

TAKE-HOME POINTS

- メンティーを独り占めしないこと．メンターチームを作り，すべての関係者とその利益を共有しよう．

- 準備なしで誰かの指導を始めないこと．十分な時間をかけて，ふさわしいメンティーを選ぼう．

- メンティーを決める前に「お試し期間」を設けて，周辺情報を集めて適性をしっかりと評価しよう．

- コミュニケーションこそがカギ．お互いに対して期待することを明確にして，基本ルールを設定することから始めよう．

（新里　敬）

メンティーに期待を込めて

　私にも複数のメンターがいる．臨床医，研究者，そして教育者としての指導を受けてきた．仕事にはとても厳しい方ばかりだったが，その指導に彼らの優しさと思いやりが滲み出ていたのがとても印象的だ．その生き様に多くのことを感じ，学び取り，人生の師としても尊敬している．

　その薫陶を受けたこともあり，私は幸運にも多くのメンティーに恵まれた．彼らがそれぞれ一個人として自立し，思考を深くめぐらせていることに，とても感心する．自分の若い頃と比べても，今の若い人たちのほうがはるかに優秀で，よく勉強していて，成長も速いと感じる．私が彼らに何かを教えるというよりも，むしろ私が彼らから勉強させてもらうことのほうが多い．若い人たちとのコミュニケーションはとても刺激的で，それは次の時代を読み解くヒントに溢れているのだ．

　若い人たちを信じ，彼らに未来を託そう．彼らが常に輝ける時代と環境を築き上げるのが，私たちの仕事である．

(新里　敬)

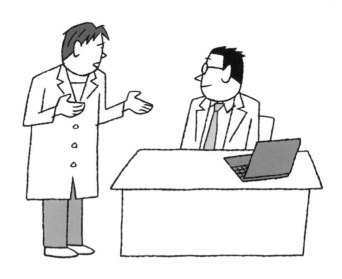

自らの役割を知ろう

　メンタリングに関しては，「よくある問題」というものはない．
それぞれのメンター/メンティー関係は固有のパートナーシップ
だからだ．すべてのメンターは，自分の強み，アイデンティ
ティ，およびバックグラウンドに基づいて，メンティーにさまざ
まなものをもたらし，メンティーがそのキャリアを通じてさまざ
まなタイプのリーダーの恩恵を受けるのは良いことだろう．

　重要なのは，メンターは，メンティー候補者に何を提供できる
かを正しく知ることだ．そうすることで，両者がそのパートナー
シップからどんな利益を得られるかを，より適切に判断できる．

　メンターには，考慮すべき4つのタイプと役割がある．

伝統的なメンター

　伝統的なメンターは，メンティーの長期的な成長に貢献する．
メンティーが目指す分野で成長できるように，頻繁なコミュニ

ケーションと定期的なミーティングを行う．伝統的なメンターは，深い医学と方法論的知識を持っている．多くの場合それは，メンティーと同じ分野の知識である．

　このタイプのメンタリングでは，細部へ鋭い注意を払うことと，かなりの時間が必要である．それは，メンティーが質の高い仕事を生み出し成功に向かって歩んでいることを確かめるためだ．このメンターとメンティーの関係は，優秀な上司と従業員，または専門家と見習いの関係に似ていて，その関係性は尊敬と信頼によって深くなっていく．

　伝統的なメンター・パートナーシップの最終目標は，メンティーが自力で成功するために必要なスキルと知識を確実に獲得することだ．実際，それがメンターとメンティーのパートナーシップの成功を測るものさしとなる．したがって，伝統的なメンターは，親が子どもに対するようにメンティーを育て擁護するガイドだともいえる．

コーチ

　伝統的なメンターとは異なり，コーチはメンティーの長期的な成功に必ずしも貢献する必要はない．コーチは，メンティーが一つの領域でパフォーマンスを向上させたり，取り組んでいる特定の問題を解決したりするのを助ける役割を担う．

　したがって，コーチングは，従来のメンターシップほどには時間やエネルギーを必要としない．基本的に「一度限り」の関係だが，この関係性は，メンティーのキャリアを通じて，同じ人または異なる人と何度も繰り返し発生する．肝心なのは，コーチは特

定の問題に対して特定の支援を提供するために来てくれるということだ．例えば，コーチは，戦略（求人や契約の交渉など），特定の方法論（定性分析など），または集中的なトーク（素晴らしいプレゼンテーションの準備）などに力を発揮してくれるだろう．

　コーチングには，さほど時間がかからないので，一度に複数のメンティーを引き受けることができる．コーチは，どれくらい時間をかけられるか，どのような領域で支援できるかをあらかじめメンティーに明らかにしておくといいだろう．

　複数の人から同じようなアドバイスを求められた場合，1対1でも少人数のグループでもコーチングすることができる．コーチは通常，助言を求めるメンティーにとって第1のメンターではないため，役割は限られる．それでも，メンティーの成功には彼らの協力が不可欠である．

スポンサー

　スポンサーは通常，伝統的なメンターやコーチのようにアドバイスやガイダンスを提供する役割ではない．むしろ，スポンサーは，自身の影響力を使って，メンティーを前進させ，支援する．例えばスポンサーは，メンティーが全国的な研究会に参加したり，重要な会議で講演者として選ばれたりすることを手助けする．またスポンサーは，メンティーが権威や信頼のあるコミュニティーに加入するための推薦状を書くことでメンティーを助けることもできる．言い換えれば，彼らはメンティーに利益をもたらすために自らの政治的財産を使う．その見返りに，スポンサーは自らの協力で「スター」に成長したメンティーを宣伝し，自らの成

功の裏付けとして，業績を積むことができる．

　このことから，スポンサーになる場合は，メンティーを慎重に選択することを勧める．アカデミックなまたはビジネスの目的で誰かを推薦するとき，あなたは自分自身の評判を危険にさらすことになる．結局のところ，私たち一人ひとりが持っている社会的・政治的資本は限られている．賢く使うべきだ．あなたは，メンティー候補者の歩みを見極めるのに苦労する．不確実な賭けであるかもしれない誰かではなく，立派な候補者であると証明された誰かを選びたいと考えるのは当然だ．スポンサーは，客観的な指標（出版物，助成金，販売目標，以前の成果など）と主観的なフィードバック（メンティーと協力した人からの意見）の両方を駆使して，メンティー候補者の成功の可能性を慎重に評価する必要がある．

　残念ながら，スポンサーシップは均等に分配されていない．少数派は過小評価され，スポンサーになる可能性も，スポンサーとして活動を確立する可能性も低い．多くの分野で（未経験でも応募しやすい）エントリーレベルポジションが増加しているにもかかわらず，男性と女性およびほかのマイノリティの間のリーダーシップの継続性にはギャップがある．これは，一部にはスポンサーシップの欠如によるものかもしれない．スポンサーとして，自分と（行動や思考が）似ている人や自分の近くにいるリーダーたちをついひいきしがちになる，といった人間の傾向に留意すべきだ．男性・女性，伝統的なリーダー・非伝統的なリーダーなど，自分が支援する人がどのような人かを認識し，過小評価される可能性のある人を指名するよう努力すべきだ．ユニークな視点は創造性を高め，非常に価値のある貢献につながることもある．

　一方，メンティーは，潜在的なスポンサーを動機付けるものを

覚えておくとよい．それは，スポンサーが獲得した大きな影響力を使って，新しい才能を開花させ，自分を高めるために努力している人を援助し，そのことで自分の分野を発展させることだ．

　スポンサーは，必ずしも，特定のタスクを支援したことや勧めたことをメンティーに伝える必要はない．しかし，メンティーはあなたを追及するかもしれない．あなたは，何を求められているか，そしてそれに応えることがリスクに見合うかどうかを知っておくべきだ．

コネクター

　コネクターにはユニークな価値がある．コネクターはハブだ．彼らを通じて，メンティーは適切なメンター，コーチ，またはスポンサーとペアになれる．彼らはネットワーク作りのエキスパートである．彼ら自身の実績，カリスマ性，またはフィールドでの卓越性の結果として得られた膨大な数のつながりを持っている．コネクターには伝統的なメンターになる能力も欲もないかもしれないが，しかし，彼らは自分の分野が成功するのを見て意欲を掻き立てられ，将来の有望なスターのための育成パイプラインを作成できるかもしれないと考えるのだ．あるいは，単に人助けに興味を持つかもしれない．

　コネクターは，メンティー，メンター，およびその分野全体にとって貴重である．例えば，コネクターはメンティーをメンター，スポンサー，またはコーチに紹介することでメンティーの成功を支援する．同様に，コネクターは，有望な人材を見つけたり，コーチングの分野やスポンサーシップを定義付けたりするこ

とで，メンターを支援する．そしてこれらの活動を行うことは，自分の分野が影響力のある人々を引きつけ，良い状態を保持し続けることに役立つと考える．

　ではコネクターはどこにいるか？　コネクターはたいてい上位のリーダーであり，組織を超えたつながりや協力体制に適している．部門長，経営幹部メンバー，または組織内の外部ネットワークを担当する立場である可能性が高い．彼らは，強い影響力のある立場にいる．それは，それまでの道のりでほかのコネクターから受けた支援に拠って立つ場合が多い．このように，彼らは，広範なネットワークを活用して発展し，その分野の新しい人を育てていく．コネクターが必要な場合は，組織図を見ればよい．何人か見つけられるだろう．ただし，組織内で比較的年齢が若いという理由だけで見逃さないようにしてほしい．優しくて外向的で影響力があり，全国規模のミーティングでもみんなが知っていそうで，しかしその分野で比較的若い人物．そういった人物はきっと身近にいて，あなたを，その広大なネットワークの誰かに紹介することができるだろう．

SUMMARY

　メンターの役割は，伝統的なメンター，コーチ，スポンサー，またはコネクターなど，さまざまな形をとることができる．段階によって，これらの役割のすべて，あるいは一部を果たさなければならない場合がある．あなたは多くのメンティーに対して1つの役割を引き受けることもあれば，1人のメンティーに対して多くの役割を持つこともあるだろう．

　私たちは，自身の経験から，何らかの段階でメンタータイプの4つすべてを頼りにして，その恩恵を受けてきたことを知っている．メンティーは，成長に必要なものを選択し，それを探さなければならない．メンターとして，これらのさまざまな役割を果たすことは，自身の価値を高め，敬意を集めることにつながる．したがって，これら4つのタイプは，メンティーの成功だけでなく，メンターやその分野にとっても重要である．

TAKE-HOME POINTS

- メンターシップは，メンティーが必要とするものとメンターが提供できるものとのマッチングに基づく必要がある．

- 伝統的なメンターは，多くの時間をかけてメンティーを成功と成長に導く．

- コーチは，特定の領域やプロジェクトの専門的意見を提供する．

- スポンサーは自身の影響力を利用して，仕事のチャンスやプロジェクトにメンティーを推薦する．

- コネクターは，強力な社会的ネットワークや影響力を通じて，メンターとメンティーのペアリングに尽力する．

（北原佑介）

マインドフル・メンタリング
のための 6 つのルール

　メンターは，通常，より優れたトレーニング経験や専門的な経験を積んでいることから，メンティーに対して権限を持っている．メンターが管理者またはリーダーの役割を持つ場合は，さらにその権限は大きくなる．通常，この権限はメンティーの利益（スポンサーシップ，交渉など）に使用されるが，残念ながら，メンターの中には，低く弱い立場にあるメンティーよりも優位に立つことに利用する者もいる．

　マインドフル・メンタリングとは，生産的かつ倫理的なメンターシップに不可欠な，誠実・公平という美徳を尊重する，ということだ．多くのメンターは，組織内で役割を表すさまざまな「帽子」をかぶっている．メンターは誰かのメンターであることに加えて，組織内の幹部を務めることがあり，彼らがかぶる「幹部の帽子」は，メンティーへのアドバイスに影響を及ぼしうる．メンターにとって最善の利益が，メンティーのそれと一致しないことがあるかもしれない．例えば，メンティーが職業上の素晴らしいチャンスを得て，あなたやあなたの組織から去ることになった

としよう．あなたは，「メンターの帽子」をかぶり，メンティーにとってベストな状況(必ずしも自分や組織にベストとは限らない)について考える必要がある．あなたがメンティーの上司でもある場合，次のように言ってもいいかもしれない．「今からメンターの帽子を脱ぎ，上司の帽子をかぶる．そして，なぜ君にチームに残ってほしいと思っているかを話そう」．そのあと，次のようなアプローチを行うことを勧める．第一に，正直であることだ．利益相反があることをメンティーに知らせよう．第二に，その利益相反を考慮したうえで自分の意見を伝えよう(例：私は君がチームを離れるのを見たくない)．最後に，利益相反が存在しないかのように公平に彼らにアドバイスを与えよう(例：素晴らしい機会だ．君と家族にとって意味があるかどうか，よく考える必要があるね)．

　マインドフル・メンタリングは，「マインドフルネス」の概念に重きを置いている．マインドフルネスは，今この瞬間に注目・専念する状態を指す．以下に，メンター/メンティー両者にとって，メンタリングを実り多いものとするために，守るべき，マインドフル・メンタリングの6つのルールを示す．

RULE 1. メンティーに称賛(credit)を与える

　メンタリングとはメンターが有名になるためではなく，経験と知識をメンティーに伝えるために行う．メンティーの業績と努力には，常にふさわしい称賛を与えよう．伝統的なアプローチでは，本人に直接，もしくは会議の場などではっきり声に出して讃えるのだが，今はさらに新しい独創的な方法が試みられている．

例えば，メンティーのプレゼンテーションに頻繁に立ち合い，表彰台で写真を撮り，SNSにお祝いのコメントを付けてアップし，コメントし，タグ付けする．メンティーが受け取った賞（または彼らが投稿した主要な論文）を称賛するメールを，メンティーの業績について知らない部門長やほかの組織の上級指導者に送るなどだ．

　メンターの重要な任務の1つは，自分のメンティーを自慢することだ．そうすることで，メンティーは自分で自分を自慢しなくてすむようになる（可能な限り避けるほうがいい）．最終的には，有能で成功したメンティーはあなたにもプラスの影響を与えてくれる．

RULE 2. あなたでなく，メンティー自身の成長に有益なタスクを与える

　メンティーは，あなたのプロジェクト進行を管理したり，あなたが対処する時間がないタスクを完了して仕事を楽にするためにそこにいるわけではない．したがって，メンティーがあなたから渡される任務，およびメンティーが独立して行う任務は，ほかの誰よりもまず，彼ら自身の利益になるべきである．

　これは，あなたの利益となるプロジェクトやリーダーを務めるプロジェクトに，メンティーが取り組むことができない，ということではなく，メンティーはプロジェクトをより良くするための過剰な努力から離れるべきということだ．もちろん，彼らはプロジェクトに参加する機会を提供されるべきであり，そのプロジェクトに興味があるかどうかは自分で決めることができる．メン

ティーに何かするように圧力をかける誘惑に負けてはいけない．通常，そんなことをしてもその利益は短期的でしかなく，長期的に見れば痛みにつながるものだ．

　メンティーにタスクを割り当てる前に，「これは私のメンティーが専門分野で学び成長するのに役立つか」と自問しよう．すぐに「Yes」と答えられない場合は，割り当てを再検討または再フレーム化しよう．結局，彼らが成長してはじめて，私たちメンターも成長するのだ．

RULE 3. メンティーが外部と交流することを許す

　Chapter 1 では，メンティーがさまざまなメンターから上手に学ぶ方法を一緒に考えた．しかし，一部の自信がないメンターは，メンティーを共有したがらない．むしろ，彼らはメンティーを（意図的にまたは無意識に）「排他的関係」に誘い込み，他者からのアドバイスやパートナーシップを求めないようにする傾向があるが，これは不健康で非生産的なアプローチだろう．

　その理由の第一は，ほかのアプローチやスタイル，戦略を学ぶメンティーの能力が制限され，メンティーの成長が阻害されるからだ．第二に，メンティーはあらゆることであなたを頼るようになり，大量のコミュニケーションとミーティングをこなさなければならなくなるからだ．そして第三に，メンティーがほかの分野の専門家との相互交流から得られるものを制限することで，あなたのメンターとしての成長も妨げられてしまうからだ．

　メンティーがリスクを取ってでもほかの人とつながるように奨励すべきだ．少なくともコミュニケーションやミーティングに割

く時間は節約できる．ベストケースのシナリオでは，メンティー
にもあなたにも非常に有益な結果となりうる．

RULE 4. 動き続ける

　メンターには，メンティーと定期的に会う時間と意欲が必要
だ．そこで対話を重ね，メンティーのプロジェクトが前進してい
ることを確認する．そのためには，あなた自身の時間とエネル
ギーを喜んで犠牲にしなければならない．メンティーが論文や助
成金の申請，またはクライアントとのやり取りについて助言や承
認が必要なときには，タイムリーにそれに応じなければならな
い．すべての作業段階に首をつっこみながら，メンティーを数日〜
数週間も待たせることは，彼らの成功の妨げになる．そのような
メンターになってはいけない．

　メンティーのタイムラインがあなたのタイムラインと異なるこ
とを忘れないために，以下をルールとして強調したい．通常，あ
なたのタイムラインのほうが短い．あなたはすでにベテランであ
り，あなたの組織にとって周知の（そして願わくば価値のある）存
在である．一方，メンティーはほとんどの場合，自分自身の価値
を速やかに証明する必要がある（インターンシップまたは試用期
間中など）．助成金の提出やフィードバックが必要な主要なプレ
ゼンテーションなど，締め切りがある仕事では特にそうだ．遅れ
はメンティーに大きな悪影響を及ぼす．成功を遅らせるのではな
く，加速できるのが良いメンターである．

RULE 5. 難しい対話に備えよ

　メンターとメンティーの間に緊密な関係が生まれることで，ときに意見の相違が避けられないことがある．したがって，メンターシップの重要なルールは，意見の食い違いを予測し，それに対処する準備をすることだ．

　気楽にメンティーに近づき，適切な解決を目指して専門的な方法で，デリケートな問題について話し合える間柄である必要がある．ただしメンターではなく，友達になろうとしても，何の役にも立たない．落ち着いて，しかし率直になる必要がある．メンティーが重大なエラーを犯した場合は，問題に対処するための作業手順と，スケジュールを明確にしてあげるべきだ．何かがおそろしく悪くなった状況で何をなすべきかを悩んでいるメンティーを放置してはいけない．わずかでも事前の準備があれば，大いに役立つ．

　このような対話は決して簡単ではないので，あなたに以下をアドバイスしよう．良いメンターは問題から個人を分離することができる．率直に意見をくれるメンティーには感謝せよ．そして，彼らの人格と能力を信頼していると改めて強調して，その会話を終えるべきだ．対話の中でメンティーの性格が明らかになっても，問題に対処することに躊躇してはいけない．きっぱりとした態度，明快な表現，共感をもって対話すべし．有能なメンターは重要なことに焦点を当て，問題を分析する．そのとき，優しさに欠けた率直さは残酷であると認識しておくことが大切だ．そして，これらの難しい対話は，公の場を避けて，プライベートな環境で行われるべきだ．

　以下にハーバードビジネスレビューに掲載された一文を引用しておく．

メンティーとのミーティング(特に難しいフィードバックや会話が発生する可能性がある)のとき，会話の前や最中に，意識的にメンティーの立場になって考える．そうすることで私たちは，メンターとしての役割の中で，より共感的になり思いやりを持つことができた．若手医師や気鋭の学者だった頃の気持ちに戻るのは難しい．立派なリーダーですらこれを見失い，メンティーが直面する苦労を思い描けない．我々は，メンティーの立場に身を置くことで，さらにメンタリングの間にそれを意図的に何度か行うことで，難しいアドバイスでも少しはやりやすくなることを学んだ．そのことを念頭に置いて，メンティーの最適とはいえないプレゼンテーションを批判するときに，「彼らは最善を尽くしている」と考え，それに応じたフィードバックを行うようにしよう．

RULE 6. いつでもつながれるようにしておく

　成功についてのパラドックス，それは，メンターになると，自らを成功に導いた仕事に従事する余裕が制限されることだ．

　多くの専門家は，膨大な時間を取られる会議，講演の約束，出張の嵐に巻き込まれる．こういったハードスケジュールは，メンターとしての義務を果たす障害となる．この課題を回避するために，以下のアプローチを勧める．

●ミーティングは短く

　メンタリング・ミーティングはすべて 45〜60 分必要であると，いったい誰が言ったのか．30 分間(場合によっては 20 分間)でも

信じられないほど有用だとわかっている．また，メンタリング・ミーティングにかける時間をより短くすることで，ミーティングそのものがやりやすくなることもある．つまり，時間を短くするとメンティーは最重要案件にすぐに触れなければならないし，メンターはそれに簡潔に対応する必要が出てくるからだ．したがって，メンティー/メンターの両者に良いはず！

● クリエイティブに

メンティーとシンプルに連絡をしあうことは，長時間のメンタリング・ミーティングと同じくらい役立つ．週末に電話をかける，業務時間外に短いメールやテキストメッセージを送信することで，メンターは業務時間内にほかの仕事を終わらせつつ，メンティーを軌道に乗せられる．

● テクノロジーは友達

時差があっても，地球の裏側にいても，コミュニケーションできないなんてことはない．ビデオ会議と電話は良い選択肢だ．また，メンティーと出張中なら，移動時間を活用すべし．30,000フィート上空で，空港ラウンジで，メンタリングセッションを！

● 実行可能か，現実的に考える

あなたの多忙な生活の中で，あなたの専門性やあなた自身の存在に頼る人を，メンタリングするのに必要なだけの時間と精神的・感情的エネルギーはあるのかどうか，見極めるべきだ．

● しかし，おそらくこのルールの最も重要な側面を見逃さないように

ほかに何が起こっているかに関係なく，会話に参加し，全力投

球することが第一だ．メンティーと（直接会って，電話で，または FaceTime や Skype を介して）話すことができるからといって，あなたが実際に有意義にコミュニケーションをしているということにはならない．あなたの知恵を必要としている人とのガイダンス中に，気が散っているとき（山積みの仕事について考えたり）や，マルチタスクしようとしているとき（E メールもチェックしたり）に，特に当てはまる．これは，オフィスで定期的に予定されるメンティーとのルーティーン・ミーティングでも起こる．30分間のミーティングに全力投球しそれを示す，そのことが最も重要だ．

SUMMARY

　マインドフル・メンタリングは単なるキャッチフレーズではない．実践には，寛容，省察，自己改善が必要だ．どこでどのように行うにしろ，メンターは，メンティーとの会話・対話に全力投球する必要がある．

　メンターシップは，名声を得るためのチケットと思われたり，逆に「しなければならない」ことと見られることが多い．その役割に伴う責任と重要性は特に注目されない．メンターシップは，充実したものであるべきだ，難しいかもしれないが．メンターには，専門家をもう一人育て上げることや，メンティーの未来を形作るという素晴らしい機会が与えられている．マインドフル・メンタリングの 6 つのルールに従うことで，可能な限り最高のメンターになることができるだろう．あなたのメンティー，そしてあなたの分野の発展は，それにかかっている．

- 良いメンターは，メンターシップは自分自身の満足と栄光のためでなく，メンティーが成功を見つけるのを助けることであると認識している.

- メンティーが，すべてをメンターに頼らないようにする．また，重要なガイダンスを提供する必要がある場合は，それを迅速に行い，メンティーの動きを妨げないようにする.

- 見解の相違や不快な状況に，迅速かつ直接的に対処する準備をしておく．率直だが親切な方法で対処する.

- より短く，より効率的なミーティング，テクノロジーの活用，ある程度の創造性があれば，もっとスケジュールに組み込める.

- 今その瞬間に，精一杯取り組む．いま現在の会話に完全に集中すること，そして何よりも，メンターとしての経験を楽しもう．そうすればメンター/メンティー関係は励ましに満ちたものになるだろう.

（北原佑介）

COLUMN

与えられたら与えたくなる

　横浜市立市民病院で初期研修を開始したとき，救急医かつ循環器医として勤務されていた松本順先生（現横浜南共済病院救急科部長）に出会い，ERの現場で厳しく指導を受けた．「考えろ」「考えてんのか」と繰り返し言われた．そんな松本先生は週1回早朝に，研修医に対してシミュレーショントレーニングをしてくれた．内容はALS（二次救命措置）．当時，蘇生の現場でPGY2がリーダーをすることになっていたため，PGY1から毎週仕込まれた．PGY2後半，出席する研修医も減り自分も含め3名程度になっても，変わらぬ熱意で教育してくださった．

　その後，私は救急科専攻医になった．救急医の卵として「松本先生にしてもらった教育を後輩に届けたい」という気持ちから，自分も早朝に研修医1年目を集めBLSを教え始めた．その習慣は今も続いており，現在も（不定期ではあるが）朝に研修医とシミュレーションなど，勉強を続けている．「教育」「救急」に導かれた，メンター/メンティー体験である．

（北原佑介）

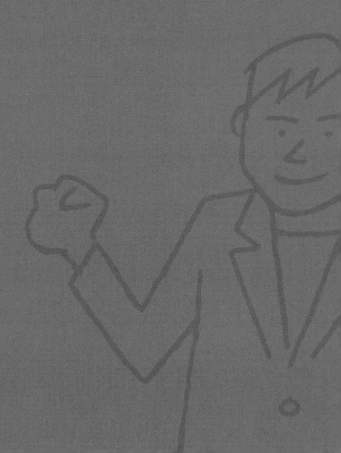

メンティーへ

メンティーのための
クイック・スタート・ガイド

　メンタリングでは，メンターが主な責任を負うと思う人もいるかもしれないが，実際はまったく違う．リーダーシップの良し悪しは，ついていく人の姿勢にかかっている．同様にメンターとメンティーの関係がうまくいく場合は例外なく，メンティーが真剣で，生産的で信頼に足る態度を見せている．

　メンティーの重大な過ちの一つは，良い関係のためには，自分も全力を尽くす必要があるということに気づかないことだ．メンティーの最善の努力がなければ，関係はすぐに悪くなって，キャリアの障害にもつながりかねない．その結果，将来を約束されたキャリアの前途に暗雲が立ち込めることさえあるだろう．それだけでなく，メンティーは成長と新境地への絶好のチャンスを失ってしまうかもしれない．もしそうなったら，影響は，メンティーのキャリアだけでなく，メンターのキャリアや，彼らの専門分野全体に及ぶかもしれない．

　こういった事実にもかかわらず，メンターシップについて書かれたもののほとんどは，メンターが何をしなければならないかに

焦点を当てていることが多い．メンタリング関係にはメンティーが非常に重要な役割を担っていて，メンティーが成功への明確な戦略を持たなければならないということは書かれていない．メンター同様，メンティーも自分自身の成長を計画し評価できるようにならなければいけない．そのためには想定される状況それぞれの対策をあらかじめまとめておく必要がある．もともとメンターとメンティーの力関係は，一方に偏ったものであることから，関係がうまくいかなくなると，メンターよりもむしろメンティーのほうが失うものが大きい．この章では，メンティーがメンターとの関係をより実りあるものにするために，メンティーが踏むべき手順を紹介したい．

メンターを賢く選ぼう

メンターが自分に合ったメンティーを選ぶように，メンティーもまた，将来のメンター候補を吟味して選ぶべきである．不用意にメンターを選ぶと仕事上，有害なこともある．これは特に，「伝統的なメンター」選びについていえることで，スポンサー，コーチ，コネクターを選ぶ基準はそれより緩くてもよい．

自分のメンターとの相性が良いかは，どうしたらわかるだろうか？　メンター候補がいたら，以下の質問に照らし合わせて考えてみよう．

1. いつの日かその人物のようになっている自分を想像できるだろうか？
2. その人物は，専門性が高く，信頼に足る人物で，話しかけや

すいか？　正直で誠実か？

3. その人物のスキルや，優先事項，専門技術や知識は，自分の
   キャリアにおける目標と合致するか？

4. その人物は，自分をメンターとして指導したいと本当に思っ
   ているように見えるか？

5. その人物のメンティーだった人たちは現在成功しているか？
   彼らにとって，そのメンターとの経験は役に立ったか？（も
   しわからなければ，前のメンティーに直接聞いてみよう）

　もしこれらの質問に対する答えが一つでも"No"であるのなら，
その人物がメンターとして自分にふさわしいかどうかを考え直し
たほうがよい．自分とは合わない関係からなんとか良い結果を得
ようと頑張るよりも，ふさわしい人を選ぶためにその決定を遅ら
せたり変更するほうがずっと良い．

メンターの時間に配慮しよう─今から

　もしあなたが優れたメンターを選んだとしたら，まず間違いな
くそのメンターは多忙である．実際に，メンターはたいてい，メ
ンティーが思っているより3倍は忙しい．特に優れたメンター
のほとんどはその道の達人であり，多くの役割や責任に時間を取
られている．最高のメンターたちは軽々とこなしているように見
えることもあるが，実際は，そんなに簡単なことではないのだ．

　ぎっしり詰まったスケジュールにもかかわらず，メンターは熱
意をもってあなたのメンタリングに時間を費やしてくれる．すば
らしいことだ．だからといって，あなたの面倒を何から何まで見

たり，些末な細かいことの相談に乗れるほど時間が余っているわけではない．メンターの時間は賢く生産的に使うべき貴重な資源だということを，常に忘れないようにしなくてはならない．

　では，どのようにすれば，メンターとの時間を一瞬も無駄にせず，最善の効果を上げることができるだろうか？

●定期的なミーティングを設定しておく

　メンターとの貴重な面談時間を定期的に確保できるし，メンターの空いている時間を確認するために，いちいち秘書に電話したり，アポイントメントを取るために何回も無益にＥメールのやり取りをしたりせずにすむ．あなたとメンターの一人ひとりが，定期的な面談のスケジュールを決めておいて，それを守ることだ．

●面談の前に準備をする

　あなたは助言を必要としていることがあり，面談の時間を1分も無駄にしたくない．それなら，話したい事項を書き出して優先順位をつけておくことだ．特にメンターが饒舌でほかの事柄に脱線しがちなときには，面談でそれぞれのトピックにかける時間をあらかじめ決めておくとよい．そうすることで本題に集中することができ，面談以外の時間にあなたが自分一人で対処できる問題に話が逸れるのを防ぐ助けになる．

●自分自身の意見をあらかじめ考えておく

　メンターはあなたがある状況や問題にどのように対応するつもりかを聞きたいと思っている．何も考えずに面談に来て，すべての答えをメンターからもらおうとするよりも，自分なりに1つ

か2つの解決策とそのために何をすべきかを考えておいてから，メンターの意見を聞くようにする．自分が積極的に取り組んでいることがメンターに伝わるだけでなく，あなたのアプローチがより良くなるよう，メンターが手助けしてくれる．重要なのは，メンターからの助言によって，自分のアプローチを修正することを学び，あなた自身の成長につなげることである．実際に私たちの知っている優れたメンター(あるいは上司)は，メンティーがどうするか決めかねている問題を相談されたときによくこんな質問をする．「あなた自身はどのように取り組むべきだと思うか聞かせてくれないかな？」．

● **メンターにしてもらいたいことを伝える**

　面談を実りあるものにするために，自分が話したい事柄やメンターにしてもらいたいことを，定期的な面談の数日前までに，メンターにメールしておく．例えば，メンターに前もってアブストラクトや論文，パワーポイント資料に目を通しておいてもらって，面談でフィードバックをもらうようお願いする．面談の時間中にその場で目を通してもらうのは，メンターの時間，そして自分の時間の無駄である．

効率的な面談の進め方を学ぼう

　特に新しくメンターになってもらったばかりのときには，メンターとの面談の準備をするのは気苦労の多いことかもしれない．しかし，話すべき事柄は特に難しいものである必要はない．生産性を最大限に高めるため，またメンターとメンティーの両方が学

べるように，以下の点について準備しておこう．

- 前回の面談から目標に向かってどのくらい進んだか(初回の面談であれば，単に目標は何か)
- 自分が考えている新しいプロジェクトは何か，そして実際にそれに取り組むべきかどうか．やる場合とやらない場合のそれぞれのメリット・デメリットを挙げられるよう準備しておく
- 顧客との接触，雑誌投稿や助成金に関連したやり取りの近況
- あなたが取り組んでいることの簡潔な報告と，何であれ現在直面している課題
- メンターはメンタリング関係の進み具合をどのように見ているか(例えば具体的に，面談スケジュールや議題，面談の頻度を見直したほうがいいかを尋ねてみてもいいだろう)

　もし，あなたが面談のときにこのリストに従うなら，定期の面談以外に長々と話す必要はめったにないことがわかるだろう．ただ，緊急の事態が起こって，急にメンターのアドバイスや承認を必要とすることもある．そんなときのために，メンターとの連絡手順を確認しておく必要がある．

　私たちは，緊急のときには，メンティーに対して，どんな連絡でも(そうするのがふさわしい場合には件名に用件と緊急度を明記して)質問や心配事がはっきりわかる簡潔な E メールを送るように伝えている．それには"エレベーター・スピーチテクニック"を用いるように言っている．メンターから返事をもらうため用件を伝えるのに 30 秒しかないと考えてみよう．その場合，どうするだろうか．まずメンターに答えてほしい質問を最初に書き，判断に必要となるかもしれない背景を説明する 2，3 の短い文はそ

のあとに書く．曖昧な質問をいくつも間に挟んだ長ったらしい
メッセージにはしない．このような簡潔なスタイルなら，メン
ターが 2，3 分の空き時間でその問題に取り組むことができ，素
早い返事をもらえる可能性が高い．携帯のコミュニケーション機
器で単に Yes か No の返事ができるようになる．

SUMMARY

メンターのあり方と同様にメンティーのあり方についても，時
間をかけて学ばなくてはならない．特に，結果を出すメンティー
は，自分に合ったメンターを選んでその能力を尊重して用い，
キャリアにおいて素晴らしいスタートを切る．

いつどのようにコミュニケーションするかよく考えること，面
談で最大限の効果が得られるように準備すること，段取りが良く
なることなどは，メンティーである間に学べる重要なスキルのう
ちの一つにすぎない．これらの習慣を身につければ，生産的なメ
ンティーになるだけでなく，将来，引く手あまたのメンターにな
るために役立つだろう．

- メンタリング関係がうまくいくためには，メンターと同様にメンティーも責任を負う．関係がうまく行かない場合は，メンティーのほうが失うものが大きい．

- 生産的なメンタリングのためには，慎重にメンターを選ぶことが大切である．

- メンターの時間は賢く使用すべき貴重な資源として大切にしよう．

- 面談の前に時間を取ってしっかり準備をすると，短時間でずっと多くを得ることができる．

- メンターと定期的な面談以外や E メールで連絡をとるときは，必要とする回答がすぐ得られるように，メンターが「Yes/No」で答えられる質問に，短い背景説明を付ける形にしよう．

（村山知生）

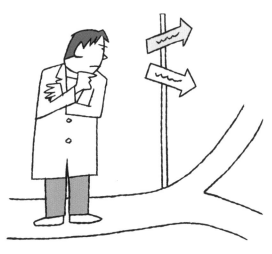

卓越したメンティーが行う
9つのこと

　あなたにはあなたの目標，職業的倫理観，個性があるはずだ．メンティーとして過ごす間に最大限の効果を得るために，自分のあり方を押し殺す必要はない．しかし，私たちのこれまでの経験で何度も見てきたことなのだが，メンティーとしてうまくいく確率を高めるいくつかの資質がある．以下に挙げる指針と，自分自身の知識とやる気をうまく融合させて，成功へのロードマップを描いてほしい．

1. 正直な会話で始めよう

　まず自分自身に正直でいよう．あなたの目標はなんだろうか？あなたの使命は？　10年後，20年後，40年後にどのような自分になっていたいだろうか？　そしてこのことをメンターと話し合おう．自分自身の短期的および長期的な目標の計画書を作成して，メンター・メンティー関係を最大限に利用していきたいということをメンターに示そう．初回の正式な面談の前にメンターにその計画書を送ろう．気が重いことかもしれないが，いくつかの

ことの役に立つ．1 つ目は，メンティーにとって何が成功かというビジョンをメンターと共有できているかどうかを確認する助けになる．2 つ目は，メンターが，メンティーの目標に合わせたやり方でアドバイスをする(またはスポンサーとなる)助けになる．3 つ目に，メンター・メンティー両方にとって，お互いの役割や期待を明確にする助けになる．単にこうするだけで，あとあと起こるかもしれない意見の不一致(悪くすると失望)を避けることができる．

　もう少し何かしておきたい場合は，メンター候補の人たちと面談する前(理想的には数日前)に，履歴書と 1 ページにまとめた自分のこれまでの業績や目標を送る．こうすることで，面談でこれまでの自分について話す必要はなくなり，あなたの将来についてメンターがどう思うかを中心に話すことができる．また，メンターにとっても，あなたのメンターを引き受けるかどうかを，より注意深く考える機会になる．その人が結局あなたのメンターにならなかったとしても，面談の前にあなたについていろいろ考えてくれるだろうから，あなたのためになる思慮に富んだフィードバックをもらえるかもしれない．

2. メンターにはすべてを報告しよう

　あなたが自分自身の努力や，達成目標についてメンターに率直に伝えないと，メンターはあなたをうまく助けることができない．自分自身の活動や努力に関して，曖昧なまま，漠然とさせておくことは，あなたの成功への障害にしかならず，メンターもイライラするだろう．メンターには知り合いが多いことを忘れないようにしよう．というのも，最悪なのは，あなたが何かに力を入れていることを，メンターがほかの誰かから耳にして初めて知る

ことだからだ．さらに，その夢中になっていることのほうが，あなたが本来取り組んでいるべき(あるいはメンターはあなたが取り組んでいると思っている)ことよりも意義を持っている場合は，もっと最悪だ．このような状況になっていて，かつ，新しい課題や機会を与えられた際には，(特にそれらの課題がかなりの時間を要するような場合)，前もって現状をメンターに話しておくことをお勧めする．

3. 問題を隠さない

　優れたメンターは，あなたが困難にぶつかること，間違えることを知っている．もしあなたが自分の懸念やミスについてメンターと話し合うことをしなかったら，メンターから問題解決の技術を学ぶ最高の機会を見逃すことになる．あなたのメンターがかつてメンティーだったとき，同じような問題に直面したことがきっとあるはずだということを忘れないようにしよう．今抱えている問題や心配に思っていることを一つ，各回の面談で話すことをお勧めする．そうすれば，あなたのメンティーとしての成長に役立つことだろう．「この会合に行ったほうがよいでしょうか？」から「仕事と生活のバランスをとるのが難しくなっています」までいろいろあるだろう．比較的小さな問題も，面談で話していると信頼関係ができるというメリットもあり，大きな問題が起こったときに，より対応しやすくなる．最もしてはいけないことは，メンターがあなたに対して否定的な見方をするかもしれないと思って，メンターに隠し事をすることだ．もし，盗用や科学的不正行為と非難されたり，職場で誰かと個人的な争いに巻き込まれたりという憂慮すべきことが起こったら，できるだけ早くメンターに知らせたほうがよい．メンターに知らせないでおくと，状況は悪

くなる一方だ．メンターは中心になってメンティーを擁護し，困
難な状況にある間じゅう，味方することができる．メンター自身
が以前に似たような状況に対応したことがあるか，他人が似た状
況にあるのを目にしたことがあるだろうから，少なくとも，厄介
な問題に対する見通しとアドバイスをくれるだろう．熟練した優
れたメンターが，あなたが相談したことに虚を突かれることはま
ずないということは覚えておいてよい．

4. 話すよりも，聴くようにしよう

　メンティーとなることの主な目的は，自分より経験豊富で成熟
した人から学ぶということである．あなたは，自分の業績につい
てや，物事にどう対処するべきか自分自身の視点を話すことに時
間を使いたくなるかもしれない．しかし，そうするべきではな
い．もし話しているのがあなたなら，その間は新しいことを何も
学んでいないのだということを忘れてはならない．私たちは，こ
の法則の重要性について新しい造語を作った．それは「TLR
(Talking to Listening Ratio：話している時間と聴いている時間の
比率)」だ．目標は TLR を確実に 1 未満にすることだ．つまり，
メンターの話を中断せず，メンターよりも少ししか話さないよう
にするというスキルだ．面談の前に相談内容を準備することが，
これを達成するために重要になる．もう一つのコツは，口をはさ
みたくなったら気をつけるということだ．口をはさむのではな
く，メンターが言い終わるのを待つよう我慢する．そうすること
で，反駁や感情的な言葉を口にする余地はないとわかることもあ
るだろう．

5. プロフェッショナルでいることに集中しよう

メンティーであるあなたは，専門とする分野にまだなじみがないだろう．この間，あなたが周囲の人に与える印象が形成されていく．あなたのメンターやそのほかの人は，小さなことに大騒ぎしたり，不平を漏らしたり，他人の噂話をすることを好意的には受け止めないだろう．熱意とやる気は感情によって表されるが，感情の爆発が多いと，キャリアの早い段階で評判を落とすことになる．前向きに，準備を整えて落ち着いて待つことに集中しよう．うまくいかないことが起こったら（よく起こると思うが）特にそうしよう．そして，建設的な批判を素直に受け止めよう．結局，そのフィードバックはあなたのためになされるのであり，メンターたちのためではない．これはいくら強調しても十分ということはないのだが，フィードバックを受けるときに自己弁護的になると，メンターとの関係を構築できず，頻繁にメンターを交代させることになる．メンターのフィードバックは，個人攻撃ではなく贈り物だと思うべきだ．メンターの中には，メンティーをいじめたり，恥をかかせたり，貶めたりすることを楽しんでいる人もいるかもしれないが，このようなメンターは稀だと私たちは知っている．フィードバックを与えることは時間と努力を必要とする．フィードバックしてくれるということは，メンターがあなたの最善を考えているということの典型的な例でもある．もし，あなたがメンターのせいで嫌な思いをする状況にいるとわかったら，関係をできるだけ迅速に友好的に解消すべきである．

6. やると言ったことは絶対にやり遂げよう

何かをやりますと言ったら，それがどんなに小さなことであっても絶対にやり遂げよう．小さく見えるプロジェクトも，やらな

いままにしてしまうと，あなたにとって不利に働くかもしれない．すべての課題や，やると約束したことを記録する仕組みを作って，やってないことがないか，毎日確認しよう．多くの有能なメンティーは，大きなプロジェクト(例えば，助成金や顧客口座に関すること)を小さな構成要素や手順に分割して，毎週のやるべきことリストを管理している．やるといったことを必ずやり通せば，他人はあなたを信頼できる人間と高く評価して，何か別の機会があったときに声をかけたいと思うに違いない．

7. "自分が" "自分が"という考え方をやめよう

　あなたはメンティーとして，将来自分が理想的なメンターになるために必要なスキルを向上させることを学んでいる．そのようなスキルの一つに，ほかの人が受けるべき業績の評価は潔く快くほかの人に譲るということがある．あなたがチームプレーヤーだと知られるようになったら，将来，チームプロジェクトの一員となるチャンスが増え，それによりキャリアは豊かなものになるだろう．メンティーは独り立ちして自分の評価を高めることに力を注いでいるので，このような態度を身につけることは難しいことが多い．多くの場合，自分の求めるものばかりに目を向け，自分の仕事の妨げになるのではないかと考えて，他者を手助けする潜在的な機会を遠ざけてしまう．私たちのアドバイスは，可能な限り"自分が" "自分が"という考え方をやめようということだ．それは長期的には自分の利益として返ってくる．他人の言動や，どのように振る舞っているかに注意しよう．同様にほかの人も，あなたに注意を払っていることを思い出そう．たとえほんの少しであったとしても，他者を助けることは非常に役に立つものである．

8. 約束は控えめにして期待以上のことをしよう

　あなたがやること（もしくはやらないこと）は，あなた自身とあなたの能力を示すことになる．いつも最大限の良い仕事をしよう，時間の余裕を持って，期限前に提出しよう．もし手一杯だったら正直にそうと認めて，ほかのことまで抱え込まないようにしよう．私たちがメンティーに教えていることは，良い仕事をするには，必要より多めの時間をもらい，かつ，早めに終わらせるようにするということだ．そうすると，"やると言ったら絶対にやり遂げる"という姿勢を示すことができる．期限を守るということは良い仕事の条件のうちの一つだ．約束は控えめにして期待以上のことをするようなメンティーでいる努力をしよう．一度このような好評価を得たら，そのあとの良い結果につながる．反対に，約束ばかり大きくて，期待されているだけのことをしなかったら，今後のキャリアに支障をきたしかねない．

9. 目標を見失わないようにしよう

　もしあなたが自分の目標には合わないようなプロジェクトを頼まれていると感じたら，はっきり口に出して伝えよう．まず，自分のメンターと話をして，なぜ，どのようにそれらの仕事が自分に回ってきたのかを話し合おう．ほかの誰かがそれを回してきたのであれば，あなたのメンターは進んで仲裁に入り，その頼みを断ってくれるかもしれない．メンターという存在を上手に利用しよう．自分の目標と優先順位に合わない頼みに対する返事として，「メンターとこの件について話し合いましたが，メンターはこれは私の現在の活動とはあまり合わないと感じていました」あるいは，「メンターからは，いま私が取り組んでいる大きなプロジェクトを仕上げるまで新しいプロジェクトは控えたほうがよ

い，とアドバイスされました」などと言ってみるのも一つの方法である．もし，つまらない，あまり関係のない仕事をさせようとしているのがあなたのメンターであれば，あなたが何をすべきか，どのように活動の範囲を変えるかについて，メンターと率直な話し合いをするべきである．

SUMMARY

　素晴らしいメンティーになるためだからといって，あなた自身の人間性を変える必要はない．私たちは，いろいろな個性や信条，仕事のやり方が異なる人々が目標を達成し，自分の価値観や信念を常に忘れることなく，後に素晴らしいメンターになるのを目にしてきた．

　あなたは，メンタリングに長年深く携わってきた人から学ぶべきである．キャリアの早い段階で，メンターの良い習慣や実践を身につけて，スタートから最良の印象を与えるようにしよう．そうすれば競争においても大きく先んじることができるだろう．

TAKE-HOME POINTS

- あなたの目標や障害，プロジェクトについて明確にしよう．そうすれば，メンターはあなたが必要な助言をすることができる．

- メンターとの面談では，自分が話す時間を短くする，前向きでいる，準備を整えて落ち着いて待つ，プロフェッショナルな態度をとるという技術を磨き上げよう．

- 小さい仕事でも大きな仕事でも，やりますと言ったものはやろう．そして，うまくやろう．

- あなた自身がどんな人間で，何を目指しているのかを見失わないようにしよう．あなた自身に，そしてメンターに，あなたが目指す方向に向かっているかを頻繁に確かめるようにしよう．

（村山知生）

COLUMN

医師になったばかりの頃

医師になったばかりの頃，私はメンターから学ぶということの本当の意味をわかっていなかったと思う．どこか気負いとおごりのようなものがあり，「自分の力で頑張って成長していくんだ」という意識が強すぎた気がする．そのような姿勢では，本当に学び，成長していくことはできない．

時が経つにつれて，医師の先輩のみならず，看護師や理学療法士，医療事務の方々など，病院のスタッフすべてが広い意味で「メンター」であると思うようになり，実際に周りの人も，そのような役割を果たしてくれていた．職場環境にも恵まれていたと思う．いままで接してきた患者さんも，自分の進む道を示してくれるという意味では「メンター」だと思っている．

最近は，メンティーを多く持つような年齢になって，さまざまなことを教える立場になった．日々，教えることによって逆に学ぶことのほうがはるかに多い，という事実に気づかされる．彼らもまた，私にとっての「メンター」でもある．

（村山知生）

メンティーの地雷に注意せよ

　賢明なメンティーは，自分が人間として成熟し，責任感が強く，野心的であることを常に認識しているものだ．残念なことに，そこまで到達していない多くのメンティーが，見た目を気にして，初めから専門家であるかのように振る舞いたがる．このような見栄っ張りな行動は不必要であるばかりか，いくつもの致命的なミスにつながる可能性がある．私たちは，これを"メンティーの地雷"と呼ぶ．

　私たちは，多くのメンティーが，この地雷を踏んで苦しむ姿を見てきた．残念なことに，彼らの地雷の多くは回避できるものだった．本章では，"メンティーの地雷"という危険なコースを切り抜ける道筋，メンティーが陥るよくある落とし穴を避ける方法を提案する．

いつ"No"を言うべきかを学ぶ

何よりもまず，丁寧に"No"を言う方法を学ぶことだ．"Yes ばかり言う人"になることは，誰にとっても何の恩恵ももたらさない．例えば，あなたが自分のキャリアと無関係なプロジェクトにコミットしたとする．あなたは結局燃え尽き，そればかりか仕事の質は低下し，評判を落とすことになる．では，あなたにとって価値の低い仕事に対して，"No"を言うベストな方法とはどのような方法なのだろうか？

まず，"No"という選択肢があるかどうかを判断する．所属する組織や上司によっては，その選択肢はないかもしれない．自分が取り組むプロジェクトを選択する権利があるならば，ウイリアム・ユーリー博士の著書"The power of a positive No"に紹介されている"Yes-No-Yes"アプローチを考慮してみよう．膨大な時間の損失になりそうな仕事を依頼されたら，その仕事があなたの目標につながる優先順位の高いものかどうか考える．違うのであれば"No"と言おう．そうすることで，自分の目標として優先すべきものに"Yes"と言うことにもなる．

第二に，説明を加えることで丁寧かつ率直に"No"を伝えよう．「申し訳ありません．私は自分のキャリアの重要な時期にあります．私は○○に（例えば，自分の目標につながる優先順位の高いものに）集中したいのです．残念ながら，この仕事はそれにはあたりません」．

最後の一つは，"No"を伝えながら関係性を維持することだ．誰でも敵は作りたくない．そこで気持ちよく協力的な口調で，話を終える必要がある．「研究助成金申請の締め切り（などほかの優先事項）が差し迫っており，今回はお手伝いすることができませ

ん．もう少し余裕ができたときには，ぜひ声をかけてください．私は特にX，YあるいはZの領域に関するプロジェクトにおいて，キャリアを重ねていきたいと考えています」．

　さらにいえば，依頼された仕事を任せられる，代わりの誰かを紹介できれば，依頼者を助けることにもなる．

自信を持つ

　メンターは，あなたの行動すべてをいちいち承認することに煩わされたくないと思っている．信頼関係が構築されていれば，あなたはメンターからの許可を必要とせずに，自信を持ってプロジェクトを進めることができる．理想をいえば，最初から信頼関係を築き，メンターからの指示が必要なことと自分一人で進めてよいことを知ることだ．また，自分が学習中であることも忘れてはいけない．知らないことがあって当然．ただし，自信を持つのは大切だが，間違った返答で通したり，わからないのに拙速な決断をすることは，あなたにとって（もメンターにとっても）役に立たない．

必要なとき・迷ったときには助けを求めよ

　必要性を感じたときにはメンターに助けを求めることを躊躇してはいけない．助力を仰ぐこと，それに答えることこそ，まさに良きメンター（とメンティー）のなすべきことの一つだ．シンプルな問題であれば，問題の背景も含めて2，3文のメールに対して

"Yes か No"の返事で十分だ（Chapter 4 参照）．問題が複雑な場合は，メンターと対面で相談しよう．面談は，あなたが今必要とするものや疑問について話し合う最適の機会となる．事前に相談項目を整理して挙げておくことが重要だ．

コミュニケーションに集中する

"良きメンタリングには良いコミュニケーションが必要である"と決まり文句のように言われるが，実際にそれは紛れもない事実だ．オープンで率直な対話なしには，メンターシップは発展どころか成立すらできない．

メンターと積極的なディスカッションを行う方法をマスターしよう．今自分に何が起こっていて，次のステップは何で，どこへ向かっているのかが，メンターによくわかるように，明快なコミュニケーションを継続的にとろう．何を推奨されたのか？　次のステップが何なのか？　理解が及ばず自信がないときは，解決に取り組む前にそれを明確にしてもらい，言われたことを自分の言葉で説明してみよう．このような"closed loop"なコミュニケーションを維持することで，あなたとあなたのメンターは，同じ波長を共有し，同じ目標に向かって進むことができる．

常に誠実で正直であれ

ミスはメンティーにとって避けられないが，同時に成長と反省のための貴重な機会となる．すべてのメンターは，メンティーが

ときどきミスをすることを，予期している．だからミスをしたときには誠実で正直になろう．他人を非難したり，建設的な批評に対して憤ったり，自分のつたない仕事や遅い仕事に対して言い訳することは，短期的にも中期的にも長期的にもあなたにとって有用ではない．

ミスをしたときには，まずミスを認める．そして，今後同じ過ちを繰り返さないためのアイデアと対策を立てる．間違いを間違いと認めることができる誠実さと強い意志は，誰にでもあるものではないし，称賛されるべき資質といえる．目立たないように逃げ回ったり，メンターを避けること(いわゆる"ghosting")は何の役にも立たない．逃げ回っても最終的には，メンターはあなたが何をしているのか/何をしていないのかを把握し，あなたのメンターとの関係性とキャリアは急激に悪化することだってある．

Chapter 5 のアドバイスを思い出してほしい：自分の仕事を進めるにあたって障壁が存在するときは，なるべく早いうちにメンターに相談することだ．優れたメンターは，その障壁が何かさえわかれば，進歩しないことであなたを責めることは決してない．しかし，あなたが報告を怠れば，あなたを責めるだろう．

好ましくないメンターシップに注意せよ

稀なケースではあるが，残念なメンターは存在する．残念なメンターは，意味のない課題を与えたり，あなた(メンティー)が興味を持っていないプロジェクトに取り組むようを依頼してくる．私たちは，このようなメンターを"搾取者"と呼ぶ．"搾取者"は，科学者でも創造的な思想家でもなく管理者であることを重視す

る．単に自分のために，他人に仕事をさせたがるのだから，仕事を押し付ける親方だ．また，残念なメンターの中には，"ハイジャック犯"も存在する．"ハイジャック犯"はメンティーの正当な功績を認めずに，アイデアを奪う（率直にいえば強奪だ）．"ハイジャック犯"は，さまざまな姿で現れる．例えば科学の世界では論文の筆頭著者の座を奪われたり，助成金の申請やアイデアが，メンターのものに書き換えられるという強奪は珍しくない．

　メンティーとして，このようなひどい行動がないように，目を光らせる必要がある．もし，そのような状況に陥ったら，許してはいけない．まず，あなたの懸念に関して率直にメンターに伝え，説明の機会を与えよう．メンターの中には，このような行動がいかにメンティーの成長を妨げるかに気づいていない人もいるからだ．それでもなお，メンターの行動に改善が見られなければ，新しいメンターを探すか，ほかのメンターたちにこの問題を打ち明けよう．メンターに利用されることは，あなたのキャリアの助けにならないばかりか，失敗につながる．

SUMMARY

　メンティーが駆け出しの頃に起こすミスの多くは，ありがちな回避可能なミスだ．ミスにつながる落とし穴に備えて，対策を立てる必要がある．それでもミスを犯したときは正直に認め，ミスから学びを得よう．

TAKE-HOME POINTS

- メンティーがミスをすることは避けられない．しかし，最も一般的でかつ致命的なミスを避ける方法は学ぶことができる．

- "自信"と"謙虚さ"のバランスを見極める；いつ助けと承認を求めるべきかを知る．

- 問題に直面したとき，手遅れで解決不能になる前にメンターに報告する．

- ミスをしてしまったら，自分が成長するための良い機会と前向きにとらえ，前進のための計画を立てる．

- メンターがあなたのアイデアを盗んだり，無意味な課題を与えてくるようなら，率直に自分の懸念を伝えよう．それでも状況が変わらなければ，メンターとの関係解消を考えよう．

（相澤直輝）

メンターとの決別

　悲しいことに，メンターシップはさまざまな原因で失敗に終わる可能性がある．原因として最悪なのは，メンターの思慮不足な行動によるものだ．そのようなメンターの行動には，すぐに対処しなければいけない．非生産的で権力を振りかざすようなメンターシップの継続を許すと，あなたのキャリアが崩壊のリスクにさらされる．

　Chapter 6 で簡単に触れたが，問題のあるメンターの行動として以下のようなものが挙げられる．

- あなたのアイデアを奪う，あなたが行った組織のための仕事を過小評価する，名前を差し替えて自分の功績にしてしまう．具体的には，論文の筆頭著者の座を奪う，あなたが開拓した新しいクライアントや顧客を自分のものにしてしまう，あなたが貢献した新たなチャレンジやプロジェクトから名前を消される，あなたの実験やその結果を用いて，主任研究者として研究助成金を申請する，などが挙げられる．

- メンターの地位を独占することにこだわり，ほかの人があなたを手助けしたり，あなたがほかの人と一緒に働くことを拒む＝「独占者」メンター．
- メンターというより友人になろうとする．そして，対立，真剣な意見交換，重要な意思決定などを避けようとする＝「カントリークラブの仲間」メンター．
- 出張が多く，なかなかつかまらない，コンタクトがとれない＝「ワールドトラベラー」メンター．
- 期限を守らず，プロジェクトを遅延させてしまい，進捗や障害について相談に応じない＝「ボトルネック」メンター．
- 自分が楽しようと，あなたのためにならない仕事やプロジェクトを押し付けてくる＝「搾取者」メンター．

メンティーへ：残念なメンターの共犯者になってはいけない．このような態度を続けさせてはいけない．メンターがいいかげん，あるいは権力を悪用しているようなら，あなたは個人的にも，社会人としても，将来を失うリスクがある．そうならないために，残念なメンターにストップをかける戦略を以下に紹介しよう．

● メンターのチームを作る

　1対1ではなく，対処できるほかのメンターとチームを作ることで，問題のあるメンターの行動をやめさせ，必要なら丁重に現在のメンターシップを終了させるサポートを受けることができる．

● プロジェクトの進捗状況と期限を共有する

　プロジェクトの期限を守るためには，メンターからのサポート

として，"いつ""なぜ"それが必要なのかを明確にして，メンターと共有する．期限が守れないとどうするかを明確に，例えば，「金曜日までにお返事がなければ，特に異論がないものと考え論文を投稿します」などと伝える．メンターが繰り返し期限を守らない場合，新しいメンターを探すべきかもしれない．

●誰かに守ってもらえるよう依頼する

メンターシップ委員会は，メンターがあなたに課したプロジェクトや課題が，あなたのためになるかどうかを検証する重要な組織だ．関係のない，あるいはどうしても興味を持てないプロジェクトや課題が続く場合は，メンターシップ委員会に問題提起し，あなたがどのような課題を求めているのか報告することができる．メンターシップ委員会による規律審査は，メンターにとって大きなプレッシャーになる．メンターとして好ましくない行動が，同僚に知らされればメンターは恥をかくことになり，行動の改善につながるだろう．それゆえ，問題をどのように公にするかには気を配る必要がある．誰しも，公衆の面前で批判されることは好まない．コーチ（Chapter 2 参照），コメンター，スーパーバイザーと1対1で自由に話し合い，自分勝手なメンターにどのように対処するかを考えよう．

●いつ縁を切るかを知る

手を尽くしてもダメなときは，メンターシップに終止符を打つ覚悟を決めなければならない．決して簡単なことではないが，ぎくしゃくしたメンターシップをそのまま継続するよりははるかに良い選択だろう．とはいえ，そうするためには，何らかの賢明な計画と，あなたの状況をよく知る人から助言をもらう必要がある．

　感情的な苦痛も伴う，縁を切るという解決方法に対して，痛みを伴わないアプローチはないのだが，一般的なアドバイスを3つ，挙げておこう．

　まず，メンターシップを解消する前に，新たなメンターを見つけておくこと．あなたが前に進むことをサポートしてくれる誰かを見つけよう．

　2つ目は，一度決めたら振り返らないこと．メンターが態度を改めると言っても迷わないことだ．何度も心を開いて相談をしてきたのに，メンターの自分勝手な態度は変わらなかったのだから，今さらその言葉を信じる理由はない．情け心を起こしてチャンスを与えることは，あなたの時間とエネルギーを浪費するだけだ．

　最後は，可能な限り穏便に関係を終了すること．思い出してほしい，あなたがそのメンターを選んだ理由は，その分野における成功，コネクション，過去のメンターとしての実績などではなかっただろうか？　それは事実として変わらない．変わったのは，メンターとの関係が想像したものより成功に結びつくものではないことに，あなたが気づいてしまったことだ．関係解消の申し出は，個人攻撃や告発をする場ではない．メンターによる一線を越えた行為(セクハラ，人種差別，科学における明白な違反行為，犯罪的ともいえる虐待など)がない限り，実績を積んだ権威のあるメンターと駆け出しのメンティーの争いはメンティーに不利になる．一線を越えた行為がない限り，できるだけ友好的でプロフェッショナル同士としての関係解消を勧める．ただし，一線を越えた問題行動があったなら，所属する組織の方針に従って，適切な手順を踏む必要がある．決して一人で戦わないことだ．

SUMMARY

　良きメンティーになるには高い意識が必要になる．常にプロフェッショナルな態度と，職業上の倫理観を重視する必要がある．同様に，自分が交わした約束を実行できているか，常に確かめなくてはいけない．

　ただし，同時にメンターの行動にも注意する必要がある．メンターが，あなたを好きなように利用したり，必要な手段も与えずにあなたを見捨てるようなことがあれば悲惨なことになる．メンターとの関係は，健全で，双方向性で，お互いの責任を理解し合うことから始まることを肝に銘じてほしい．関係が築ければ，そのあとは，定期的にお互いがこの関係をプラスに思っているのか確認しよう．

　もしあなたが，尊敬できるメンターを選んだのであれば，（そうあって欲しいのだが……）メンターとの関係は，あなたの学習過程にとって重要なもので，目標とするプロフェッショナルへと導いてくれるものであることがわかるだろう．そのときは，良いメンタリングに出会うことがいかに難しいかを実感し，今度はあなたが次の世代につないでいくことを考えてほしい．それが良きメンターシップの連鎖となるのだから！

TAKE-HOME POINTS

- メンターはメンティーに対して，さまざまな問題行動をとることがある．問題行動を察知し，すぐに対処する方法を学ぼう．

- 複数のメンターと擁護者を作ることで"セーフティネット"を張ろう．

- メンターのせいで期限が守れないと，あなたが悪者になる．メンターの助けはいつ必要か，なぜ必要か，いつまでに返答がほしいか，そしてメンターの返答がないとどうなるかを伝えよう．

- メンターとの悪い関係に終止符を打つことを恐れないでほしい．関係解消のためのディスカッションは面倒で気が滅入るが，残念なメンターにあなたのキャリアを台無しにされるより，よっぽどましなのだから．

（相澤直輝）

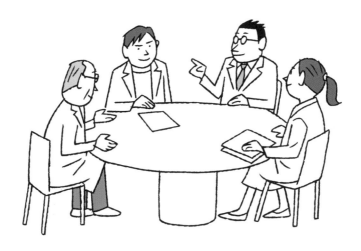

メンター
&
メンティーへ

FOR BOTH

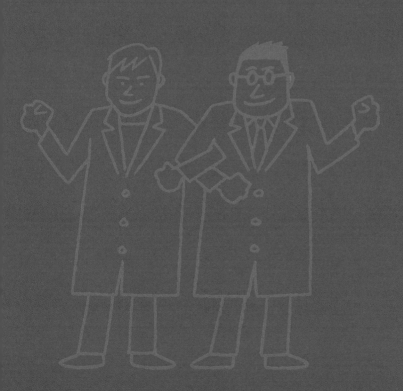

世代を超えたメンタリング：
合意点を見つける

　我々はここまで理想的なメンティーを選び取る方法について議論し，メンターシップから最大の果実を手に入れる戦略を伝授した．大抵の場合，ここまでに述べたヒントで十分だろう．しかし，もう一つの要素はよく見落とされている，それは世代間のギャップというものだ．

　メンターシップにおいて，年齢や，世代間の影響は問題にならない，なるはずがないといわれ，またそう考えられている．どういおうと，誰かをその人がベストな自分になれるよう指導することは，時代や文化といったバリアに関係なく行われなければならない．しかしながら，優れたメンターシップがそのような違いによって勢いを失ってしまうのを目の当たりにすることがあるのも現実だ．

　我々が論じる違いとは，単に，同じ目的に到着する違う経路なのである．しかし，それぞれの道はその人の過去の経験や生い立ちによって形成されているため，到達する道はほかにもあり，そちらをたどっても素晴らしい結果を得られるということを，わか

りにくくしている．

　本書は意図的にミレニアル世代に特化して述べている．ミレニアル世代はそれまでの世代と著しく違う環境の中で育った世代である．さらに次の世代は，その世代特有の環境で育った新しい世代として，既にミレニアル世代とは違う見解を持っている—次の世代は既にそうなっている（変化しているのだ）！

　あなたのメンティーがミレニアル世代（1981〜2000年生まれ）であるならば，あなたのメンターとしての役割には，彼らのスタイルや影響力に合うように，いくつかの修正が必要であろう．しかしこのチャレンジを希望するなら，ミレニアル世代のメンティーと大きな事を成し遂げ，さらに彼らの活躍を見ることができる良い機会になる．双方が世代間のギャップや固定概念をものともしない方法を学ぶことで．

　もちろん，ミレニアル世代のメンティーも，X世代（1965〜1980年生まれ）や団塊世代（1946〜1964年生まれ）と同じ意欲やモチベーションを持つことができる．しかし彼らが働く中での人との関わり方は著しく違う．その結果，年配のメンターはフラストレーションを感じたり，メンティーのほうは，メンターシップの暗黙の了解を軽視するのではないかと思い込むかもしれない．それがお互いの誤解や憤り（もやもや）につながったりする．もちろんそのことは成功例としてのメンターシップや有意義な学びの経験にならない．

　我々は年齢，世代の壁を超えた多くのエキサイティングで濃厚なメンターシップを見てきた．もしあなたがミレニアル世代を指導する機会があるならば，双方にとって最大の学びとなるように次のような方策を考慮してはどうだろうか．しかしながら，いかなるグループでもすべての個人が同じ行動をとるべきと，我々が

考えてはいないことを理解しておいてほしい．我々は疫学者として，世代間での誤解が少しでも減るようにという願いを込めて一般的な概念を唱えているのだから．

短く的を絞ったやり取りにする

　常に変わり続けている世界が，若い世代を型にはめ込んで育成していることは，すぐ忘れられる．30年前，ほとんどの職場でインターネットの役割はなかった．しかしどうだろう，メンティーやこれからの戦力となる人材はインターネットがない世界など考えられないだろう．

　ミレニアル世代はスマートフォンやそのほかのデバイスを用いて世界の情報を指先で拾うことに慣れている．彼らはソーシャルメディアの類の，瞬時につながり，かつ簡潔なコミュニケーション方法を欲している．メンターがキャリアをスタートさせたときには存在しなかったこのようなツールは，ミレニアル世代を，情報の入手しやすさや協同をうまく使いこなす世代に成長させた．それは悪いことではない．単に，あなたは彼らの思考プロセスを理解する必要があり，同時に彼らはあなたの考えを理解するよう努力するということだ．

　ミレニアル世代は，取り組んでいるプロジェクトに疑問があるときに，簡潔なメールを送ってきたり，気軽に（アポなしで）あなたの前に現れがちである．しかし彼らはあなたをいらだたせようとしているのではない．単に，「今すぐ」といった集中した（周りの状況を考えない）スタイルでほかの人と働くのに慣れているだけである．次週の定例会議まで待つという方法は，彼らが学んで

きた考え方ではない．

　我々は彼らと物事を達成するためには，頻回で短い，要点を押さえたコンタクトがミレニアル世代に対しては有効な方法であると主張する．定例ではない5分間のミーティングを大切にしていただきたい．このような"micromentoring(ミニ・メンタリング)"(頻回，短時間，そして達成感を得られる，的を絞りきった話し合い)により，あなたのメンティーは，必要なときにあなたに素早く対応することができる．このアプローチはコーチングにも類似し，長い会議の中で費やされるあなたの時間を短縮してくれる．

　こんにち，我々はEメールやテキストメッセージに繰り返し中断させられることに慣れている．もしあなたが，妨害なしの集中する時間が本当に必要なら，そのことをメンティーと話し合ってみるといい．そうすれば，メンティーはどのタイミングで相談してよいか，待つべきときかがわかるだろう．

階層を脇に置く（考慮しない）

　多くのメンターが期待しているトラディショナルな「従属する役割」は，ミレニアル世代にとってなじみがない．彼らが上司を敬わないということではない．それよりは，ミレニアル世代は，しかるべき手順を踏む心配をせずに，新人から会社の社長や部署長に至るまで誰とでもコミュニケーションをとることが許される，「よりオープンで上下のない関係性」に慣れているのである．

　彼らの組織の上層部や部門長など目上の人との話し方が適切でない(誰もが考えるマナーやルールにのっとっていない)とき，

「この人は正しいメンティーとしての態度を学ぶべきだ」と思いたくなるところである．しかし，このことはメンターシップの関係性において役立つアプローチではない．

　おそらく，あなたのミレニアル世代のメンティーは単に効率化を図ろうとしているだけであろう．彼らは，1通のEメールをサッと当人に直接送ることができるのに，わざわざ複数人を介して上層部にアプローチするのは，ほかの人たちの時間を無駄遣いさせるだけだと考えるのだろう．なんといっても必要とする情報をほかの人の手を煩わせず得られるなら，そうするべきではなかろうか．彼らにとっては，そのような行動は配慮やモチベーションを表すと考えている．思い出してほしい，彼らの世代は階層制度に慣れていないことを．インターネットを通して一瞬にして世界のほぼ誰にでも連絡がつく時代の中で，メンティーたちにとって手本(モデル)がまったく違うのである．どちらにしても階層制度は「新しいやり方」に対してあまりオープンではなく，当人が間を飛ばして直接一番上の人にアプローチするのは不適切に映り，否定的な影響をメンティーに及ぼす．組織の中の階層制度をどのように泳いでいけばいいか，あなたのメンティーに教えることだ，どうすればうまくいき，どうすればうまくいかないか，また誰がより近づきやすく，近づきがたいか，組織内のカルチャーはどのように働くかを．

過程ではなく目的に焦点を当てる

　ミレニアル世代は常により深い意味—目的—を探し求めている．彼らにとって目的とは最終目的地であって旅の過程ではな

い．彼らはメンター，彼らの仲間，そして彼らの周囲の世界に変化を起こすことと強い影響をもたらすことに興味を持っている．彼らはどのようにメンターがその仕事を終えるべきと考えるか，どのようなステップを踏むべきかといった詳細は気にしない．それよりは自分自身で解決するために独創的で機敏にできているかを考える．多くの場合，彼らは自由に使える無限のデジタルリソースを利用し，途中メンターにデジタルリソースの使い方を1，2回教えながら，メンターよりも優れた仕事をする．（もちろん，）彼らがそう思わなくても指導を必要とするときがあるかもしれない．今がメンティーが一人で対応することができるときなのか，また，メンティーのキャリアを脱線させるかもしれない間違った判断やエラーを防ぐために介入すべきときなのか，解明する力を持っていることが，メンターの役割である．

　ミレニアル世代を惹きつける，もしくは動機を与える事柄は，目的にかかわらず，彼らのする仕事が変革を生み出すか，である．したがって上の世代が標準的に用いていた判断基準，つまり名声，富，栄誉や，サイテーション・インデックス（被引用度）のような，ある職業に特化された基準などはあまり関係ないかもしれない．ミレニアル世代は伝統的でない価値に反応する．どうすればこのことが世界をよりよくするか？　私にとって興味深いことか？　この仕事は私とほかの人を幸せにできるか？　手がけている仕事について，広い視野で見て明瞭に説明することができるメンターがいて，それがどのように人類の助けとなるかとか，特別なプロジェクトが学力評価指標を超えてどのように貢献につながるか，というようなことがミレニアル世代を惹きつける．同時に，メンターはメンティーに対して，引用や研究公開，またはプロフェッショナルなイベントでのプレゼンテーションなどといっ

たプロフェッショナル指標（の重要性）を印象づけるための道を考えなければならない．このような指標となる事柄は，彼らの未来のキャリアのみならず，彼らのさらに大きな目的達成への能力にも影響を及ぼすからだ．ほかの何にも増して，これらのすべてを行い，かつうまくできる人々が，ミレニアル世代とのポジティブな関係を築くことができるであろう．

SUMMARY

　ミレニアル世代が取る変わったアプローチに対して，彼らには忍耐が足りない，敬意を払わない，協同しがちなどと思い込むのは容易だ．しかしミレニアル世代は，その前世代，あるいは次の世代と同様，あなたがやっていることと同じことをやりたがっている．彼らはあなたとは完遂を目指すための方法が違うだけで，それも単に自分たちが育った環境がもたらす結果によるものなのだ．

　ミレニアル世代は，皆の役に立つ仕事関連の人脈や迅速なコミュニケーションを用いて，私たちにエンパワーメントや携わり方について多くを教えることができる．メンターとしてのあなたの仕事は，彼らを仕事上の成功に導くことであるとともに，正直さ，誠実さ，敬意，そして勤勉という，世代を超えた善徳に導くことである．

- 若い世代は我々の将来の労働力である．と同時に，彼らが成功するため，そして最終的には彼らの分野において発展前進するには，メンターが必要である．

- ミレニアル世代は頻回かつ短いやり取りで，プロジェクトを前進させ，達成する．あなたのメンティーの目的やペースに合わなければ，そのことを受け入れ，従来の長い会議は忘れることだ．新しい世代が上級研修医―医師のポジションに就き始めたら，あなたのメンタリングスタイルをそれなりに合わせて調整すればよい．

- 上司に直接アプローチするメンティーが不従順なのではない；彼らは気を遣って効率的な方法を取っているのかもしれない．あるいは（単に）トリッキーな方法を試そうとしているかもしれない．違いを理解させられるようにしよう．

- あなたかあなたのミレニアル世代のメンティーが，従来通りではないメンターシップ，つまり迅速で，集中したもので，かつ特定の課題やゴールに向けて動かされるものから利益が得られるか考慮してみよう．

- ミレニアル世代は過程よりも目的を重んじることを覚えておく．どんなときもできるだけ全体像に焦点を当て，しかしながら常に詳細を省略しないことだ．そのことがメンティーの成功に関わるかもしれない．どのアプローチを使うか，いつ使うかを知ることは，世代を超えたメンタリングを行うにあたって必須である．

（兼城隆雄）

多様性を超えたメンタリング：焦点を女性に当てて

　あなたがあなたのメンティー候補について考えるとき，どんなイメージを思い浮かべるだろうか？　自分自身に似た文化的背景や人種の人だろうか，それともよく似た，特別な才能やバックグラウンド，教育や家柄の人だろうか？

　本書を書く過程で，私たちはこれまでにどのように多様性を超えた(多様性を包容した)メンタリングを行うか真剣に話し合ってきた．明白だったのは，多様性の問題は1つの章を使うに値するほど重要であることだ．なぜか？　公平性を推し進めること以上に，多様性のあるチームや労働力であることがどの分野においても革新的で素晴らしい貢献を最大限に発揮するカギとなるからだ．多様性に富んだチーム—広義の diversity—は，最終的に，あなたやあなたの組織，あなたが従事する産業全体の利益となるような多様な意見をもたらす．あるグループに公平に機会が与えられなかった場合，さまざまな人生を歩んできたことによる多様な知識やものの見方という，グループ全体にとって大きな労働力を得る可能性を逃すことになる．現在の，そして将来のために多様

性を促し確保するには，メンターシップはカギとなる要素である．それゆえに，このテーマ（多様性）が含まれていなければ，メンターシップはあだとなる．

　過小評価されているグループの多くは似たような問題に直面していると同時に，それぞれまったく別の問題も抱えていることを認識している．本章全部もしくは一冊を，それぞれのグループに特化したメンターシップを議論するために捧げることもできる．多様性のある個人個人を一緒くたにしたり，複雑な問題を単純化するリスクもあることから，私たちはメンターシップについて掘り下げて論議する場を，公平性の面で問題のあったある１つのグループに提供することに決めた．それが女性たち（のグループ）だ．この章で例に挙げて議論するいくつかの教材を，ほかの状況にも当てはめることができると理想的である．

　さてなぜ女性たちなのか？　これまでに我々は，女性たちが直面している特にメンターシップに関連した困難を，それとなく言及してきた．女性はメンターやスポンサーになる機会が非常に少なく，これによる欠陥とは，労働力としての女性が常に直面している報酬，昇進，そしてリーダーシップを担ううえでの男女の格差である．そして今現在，女性のリーダーが少ないことから，しばしば男性が女性のメンターとなる．しかし，特に #MeToo や Time's Up 運動の後，男性はメンターになることや女性とふたりきりになることをためらいがちだ．けれども，幸いなことに，#HeForShe のようなキャンペーンによって，多くの男性が男女平等についての話し合いに注目し，参加し始めた．

　多様性や男女平等といった道徳的な議論を超えて，多様性を持つメンタリングは，学術研究機関もしくはどの組織においても重要である．多様性はコミュニケーションの扉を開き，創造性も向

上させる．組織の利益がさらに上がる．そしてその立場にいなければ権利を奪われていたメンティーは，何が成功に導いてくれるかを学ぶだろう．自分自身のために，また彼らのメンティーが成功するためにドアをオープンにしておくことだ．重要なのは，我々の文化が性別や性別による規範に強い影響を与えているため，すべての提案が皆に当てはまるわけではない．決めつけ，または先入観なしのオープンなコミュニケーションは，常に最良のルールである．しかしながら，これらの制限の中で，すべてのメンティーが享受すべき高品質なメンタリングを保障するために，我々はいくつかのことを提言したい．

メンターのみんなへ

❶ メンタリング活動の評価

　メンタリングする女性への第一歩は，全員に平等な機会が与えられていることを認識してもらうことである．これは，彼らの性別，容姿，信仰，または出身地などに関係なく，メンタリングやスポンサーリング，コーチング，関係の構築を行うことを意味する．例えば彼らの業績に対するつぶやきや言及，人への非難といったどんなささいなことでも，メンターによって改善できる．また，言葉は誰に対しても同じ使われ方をすることが重要である．例えば，女性はしばしば，"勤勉"で"思いやり"があるといわれ，一方で男性は，"知識"，"意欲"があり，"熟練"していると表現される．あなた自身の行動と個人的な先入観（偏見）に注意を向け，時間やエネルギー，人を褒めることについて，可能な限り平

等になるように努めることだ.

　加えて重要なのは，ほかの人ほど積極的にメンターシップを探そうとしていない可能性がある人がいることを知っておくことだ．例えば，いくつかの研究では，女性は同僚の男性よりもメンターシップやスポンサーシップを求めない傾向にあると発表されている．これはメンターが隠れた才能に注意を向けるかどうか次第だということを意味する．我々はキャリアの中で多くの女性をメンタリングしたが，それを踏まえて，あなたにはこれらの行動をとるべきだとはっきり言っておく．そうすることは価値のあることであり，さらに我々のキャリアを非常に豊かなものにしてくれる.

❷ プロとして振る舞う

　あなたがメンティーと一緒にいるときに，第三者の目があるように振る舞うことを勧める．例えば女性のメンティーと 2 人だけでいるときにはドアを開けておけなどではなく，あなたの言動をプロフェッショナルなものにすべきという意味である．人によって異なる振る舞いをする必要はなく，むしろ，誰と居ようとプロフェッショナルであるべきである．振る舞いと誠実さにおいて良い模範になるべきだ．あなたがメンタリングしている人々は，常にあなたの発言，話し方，振る舞いから学んでいる．もしあなたが，プライベートでプロフェッショナルでない振る舞いをした場合，それと同様の行いを彼らはするだろう．あなたは自分の発言をイブニングニュースで放送されたいか？　パートナーにその発言を読み上げられたいか？　答えが No であれば，再考すべきだ．加えて，（女性は感情的だ，男性は女性よりリーダー

シップの素質がある, というような)性別に(またはほかの要素に)特化して当てはめるような発言をしないように努めるべきだ. これらのことを習慣化するならば, 周りの人々はあなたのリーダーシップについてくるようになるだろう. メンティーとしてあなたの近くにいなかった人々でさえも, あなたのアドバイスやメンターシップを求めにやってくるかもしれない.

最も重要なアドバイスの一つは, 外見に関しては言ってはいけないということだ. 特に女性は(さまざまな民族グループも同様に)しばしば外見で判断される. あなたが使用している言語は, あなたが意図しない意味で溢れているのだ.

最後に, 力のある側の人として, 身体的接触をしてはいけないことをアドバイスする. 抱擁/握手/ハイタッチを求められ, あなたが快適に感じたら, 返すことができる. しかしながら, 身体的接触に心地よさを感じるのには, 人によって異なる水準を持っていることを覚えておくべきだ. あなたは彼らの水準がどこにあるかを知らない. あなたから始めた場合, 彼らは力の差によって身体的接触に同意する必要があると感じるかもしれない. それは不快感を生み出し, メンターとしてのあなたの効力を弱めるだろう.

❸ 1 つのサイズは全員にはフィットしない

あなたのメンティーが女性であることを理由に, さまざまなことを決めてかからないようにすることだ. 子どもとか家族, ワークライフバランスなどなど, 思い込みは捨てる. 特に, 女性が妊娠によって偏見や差別を高い確率で経験するというのは事実である.

出産したばかりのメンティーがそれを理由に，出張に行きたくない，残業したくないという場合を考えてみよう．彼女たちに尋ねた結果，確かにそれは事実かもしれない．しかし，そうではない場合もあるかもしれない．全員が同じ優先順位と同じゴールを掲げているわけではないから，決めつけは避けるべきなのである．コミュニケーションがカギになる．メンティーにその気がないというあなたの思い込みのせいで，メンティーが機会を逃すことがあってはならない．

❹ ネットワーキング（つながり）機会から誰をも排除しない

1対1のメンタリング体験は，メンターシップの関係と絆を深めるのを強化する．このことをスマートに利用しよう．アルコールよりは1杯のコーヒーを．職場では，ひとけがないところではなく衆人の目のあるところで会う．飲みに行く際には，どちらも酔うことがないように（メンティーが誰であっても）．プライベートと社会的活動（例えば，男性のみ対象のゴルフコンペ）と，職場のメンターシップのイベントをはっきりと区別すること．もし特定のメンティーが性別（やほかの特徴）のせいで職場のメンターシップイベントに誘われていなければ，それは悪いメンターシップである．

❺ 「性別のシナリオ」を実行に移さないで

「性別のシナリオ」とは個別の身分，行動，人間関係に関連した社会規範を指す．例えば，1人の男性メンターが無意識に性別に基づいたシナリオを作動させ，女性メンティーの自主性に制限を

かけてしまっているかもしれない，というようなことだ．あなたのメンティーへの対処の仕方が影響するかもしれないときには意識してほしい．あなたは彼らを救おうとしているか？　それよりは彼らが自身を救うことができるように支援してほしい．そうすることによって，彼らが将来使うであろう自らを救い出すためのスキルを得る手助けとなり，彼らの可能性を最大限に伸ばすことを可能にするのである．

　関連して，文化的(社会通念的)な思い込みに依存すること．一般的に，女性は男性に比べて感情を表現することを苦に感じない．これは女性が「感情的」とか「情緒不安定」ということではなく，「情熱的」で「献身的」であるということである．これは，女性のメンティーが涙を流すのを見る機会が多いということであったとしても，彼女たちが，声になっていない感情のダイナミクスを拾いあげ，対処することに長けているということでもある．このスキルは合意形成やネットワーキング，そして問題を阻止することが得意となりうるということでもある．それゆえに，後ずさりするのではなく，(彼女らの)感情と気楽に付き合おう．それはあなたとあなたのメンティー双方にとって有益となる．

（兼城隆雄）

メンティーのみんなへ

❶ 必ずメンターチームを持つ

　これまで，複数のメンターを持つことの重要性を強調してきた．メンターチームを持つことは女性には特に有益になる．一般

に，メンタリング関係がうまくいかないときにはメンティーのほうがより大きな影響を受ける．ほかに助けを求められるメンターを持つことで，今のメンターとの関係を絶つ必要が出たときの悪い結末を回避することができる（とりわけ迅速な行動が必要である場合には）．また，もしメンターが問題のある行動をとった場合に，チームであれば気持ちの面でも社会的にも，助けになってくれる．

女性のメンターをメンターチームに加えることも一つの選択肢となる．女性のリーダーが少なく，女性のメンターを見つけることは難しいかもしれない．しかし例えば身近な先輩の女性をメンター（あるいはコーチ）として持てるなら，ほかのメンターに話せないことも相談でき，助けになるだろう．

❷ 対立を恐れない

女性は愛想よくするように求められることが多い．一歩下がって礼儀正しく振る舞うことは有益ではあるが，実直さや率直さが求められる職場においては，迎合しすぎることは事態を悪化させることもある．Chapter 6 で述べたように，自分の目標や課題（仕事）とマッチしないプロジェクトに対して No を言うことを学ぶのは，大切なことである．

同様に，ささいでも同意できないことを放置すれば，皆に悪影響を及ぼし信頼を壊すこともある．議論がましくあるべきとは言わないが，賛同できないことを率直に，建設的に，臆することなく表明できるようになることが—とりわけあなたとメンターとの間では—重要だと述べているのである．そうできるようになるには訓練が必要である．同意できない旨を（人ではなく事実に焦点

を当てることだ)穏やかに伝える練習を鏡や友人の前でするとよい．ウイリアム・ユーリー博士の"Yes–No–Yes"アプローチ(Chapter 6 参照)を試みてもよいだろうし，メンタリング・ミーティングにあえて難しいトピックを提案して，議論を試みるのもよいだろう．率直に，建設的に自分の考えを表明し，健全な姿勢で議論に向き合うよう練習を積めば，より恐れることなく対応できるようになるだろう．

❸ 職業にふさわしい服装を

　理想的な社会であれば人は外見で判断されることはないだろう．しかし現実社会では，初めて会って数秒後には，あなたがどのような人物でどれくらい有能であるかの最初の判断をされてしまうことを忘れてはいけない．この判断に基づいてタイプ分けがなされる—とりわけ女性の場合は—．あなたの個人的なスタイルを自重するべきであるとか，あなたの考えや宗教信条に反するものであっても身につけるべきだとは言わないが，仕事環境にふさわしいプロとしての装いをするのは良いことである．成功を目指して身なりを整えよう．あなたの今のレベルより一つ上の身なりを心がけよう(あなたの上司は何を身につけている？)．服装のせいで目指すポストや成功への道を邪魔されるのは本意ではないだろう．むしろ，目指す役割を表すようなものを身につけるべきである．

❹ できるようになるまで，できるふりをせよ
（そうすればふりではなかったことがわかる）

　自信を持つことは広くリーダーに見られる資質である．誰でも自信が持てず優柔不断な人に従うことは難しいものだ．もちろん，必ずしも自信が能力を示すものではないが，能力があればより多くを達成でき，多くを達成できればより自信を感じることができるというロジックに落ち着くだろう．もっとも，“インポスター症候群（詐欺師症候群：自分の実力や功績を自己肯定できず，自分は詐欺師であると考える心理傾向）”に苦しむ人にはこのロジックが当てはまらないかもしれない．インポスター症候群は，成功したにもかかわらず自らの能力を確信できずに，そのポストに値しない“詐欺師（インポスター）”だと見抜かれてしまうのではないかという恐れを持つ状態を指す．

　インポスター症候群は誰にでも起こりうるが（いや，むしろすべての人が人生のいずれかの時点で経験するだろう），女性や社会的マイノリティ，いわゆる“第一世代”の就業者（家族の中でその職種に初めて就く人）に属する人に，発症の頻度は高くなる．そしてより長引くことが多い．女性はただ女性であるというだけで，自らの能力や役割，リーダーの役職などを（見ず知らずの他人からも）疑われるような経験を絶えずしてきたことだろう．

　メンティーとして自信を欠く場合，メンターからの支援やアドバイスに過度に依存するようになる可能性がある．こうなると，メンターのエネルギーや時間を消耗することになる．起こりうる問題に備えることで，そのような状況を避けるようにすべきである．メンターのアドバイスが必要ない程度の低いレベルである場合は，同僚に相談しよう．はじめのうちは，できるふりをする必

要があるかもしれないが，自信を持って振る舞うようにすること
だ．そうすることで，話し合いや，重要な交渉，あるいは上司と
のミーティングの前の不安を軽減できるだろう．まだ知らないこ
とがあるかもしれないが，今の自分があるのは，自分に能力があ
り，これまで成功してきたからで，そして今後も成功し続けるか
らであると言い聞かせればよい．不安になったときに心の中で唱
える言葉を作っておくのもいいだろう．例えば，"わたしは大丈
夫"，"何でもできる"，"今だって，うまく切り抜ける"などだ．

❺ 仲間を見つけておくこと

　成功した女性に聞くと，しばしば，同じようなレベルの同僚が
組織の中にいたことの重要性を述べる．直面する課題について話
をすることや，キャリアを共に積んでいくうえで本当に必要な支
援を提供し合えるからである．組織や状況に応じて呼び方は変わ
るが，"同僚のメンター（peer mentors）"とか"同僚のアドバイ
ザー（peer advisors）"と呼ぶことができよう．

　通常はそのような同僚は正規のメンターチームのメンバーでは
ないが，あなたのメンタリングを支える仲間の一員として共感し
合える人を持つことは，さまざまな場面で助けになる（もちろん，
その道のベテランやプロのメンターチームに取って代わるもので
はないが）．第一に，あなたの行動の妥当性を確認することがで
きる．例えば，「さっきは過剰に反応しすぎたかしら？　あのコ
メントは不適切だった？」などと自問することがあるだろう．そ
んなときに同僚になら尋ねることができる．第二に，あなたと同
レベルの職務についていて，似たような経験をしたことがあり，
すぐに教訓を垂れようとしたり，考えを押しつけたりしない同僚

たちは，対策を練り問題を解決する手助けとなってくれるだろう．例えば，本来のメンターと話すにはふさわしくないと感じるような問題があるとしよう．総じて同僚たちは同じような問題を経験しているものだ．彼女らの経験は問題解決のため有用となる．とりわけあなたがハラスメントや偏見を受けているときには，─同僚が「それはハラスメントよ」と言ってくれることで─大きな助けになる．さらに，同僚は自信と支援を注ぎ込んでくれる．例えば求人に応募するとき，男性は提示された要件のいくつかを満たせば応募することが多いが，女性はすべての要件を満たさないと応募しない傾向にある．"決断をするか"，あるいは"先延ばしにするか"の判断をするときに相談できるような同僚たちを持つことは役に立つ．というのは，往々にして決断をするタイミングではないからだ．最後に，支援をしてくれる同僚たちを持つことは連帯感を育み，バーンアウトを減らし，メンティーとしての人生をより快適にしてくれる．しかし，大切なのはメンティー自身が，そのような関わりを快適に感じていることである．また，文化・状況によってはこのような関わりが勧められないこともあるので，そのことにも十分な配慮が必要である．

SUMMARY

　女性(あるいはどのような人かすぐにはわからない人々)をメンタリングすることで陥るかもしれない落とし穴は避けたい．しかし，性別，人種，社会経済的，文化的，政治的あるいは宗教的な枠を超えて，若いプロフェッショナルのメンタリングに踏み出すのは極めて重要である．メンターは模範となる態度をとることで，多様性や内包性(inclusion)を受け入れる環境，最善を尽くしてプロとしての成功のために努力する環境，そして組織全体の健全さを生み出す環境を作り上げることができるが，そのためには何をおいてもプロフェッショナリズムが求められる．メンター/メンティーともにお互いの個人的・文化的な違い，各々の習慣や偏り(bias)に対して留意することが，上記のような環境づくりにプラスになる．

メ
ン
タ
ー
&
メ
ン
テ
ィ
ー
へ
FOR BOTH

TAKE-HOME POINTS

- 効果的なメンタリング関係は多様性 (diversity) を促進する.

- メンターもメンティーも，常にプロとして，そして実直に振る舞うよう努力すべきである.

- メンターは，性別，人種，民族，宗教信念，性的嗜好，政治観，社会階級，生まれ育った文化的背景，出身国，そのほかの，私たちを私たちたらしめるいかなる要因にかかわらず，メンティーに対して平等にメンタリングし，スポンサーとなり，コーチし，接するべきである.

- 偏見 (bias) について注意を払うべきである. メンティー (あるいはメンター) について推測でものをいわないよう，そしてジェンダー (gender script) にとらわれないようにしなければならない. オープンなコミュニケーションがカギである.

- メンタリングやネットワークを作る機会，仲間うちの集まりから女性—また，いかなる個人—をも排除してはならない.

- メンティーは対立を恐れるべきではない. そして，自分に対して自信をなくしそうなときの対処法を身につけておくべきである.

- メンティーはメンターチームの多様性を確保しておくべきである. 女性にとってはサポートしてくれる同僚のネットワークを見つけておくことや，メンターチームに女性を含めることが助けになるであろう.

（横矢隆宏）

COLUMN
経験談？―打ちのめされて，助けられて―

　職場での組織化されたメンターシップが求められるなかで，そのような経験をしたことがない自分が経験談を書くのはおこがましいのだが．「あの上司は本当に怖かった」といった愚痴話は多く耳にしてきた．常に緊張を強いる圧迫感，とてもかなわないという気持ちでコントロールされそうな怖さ．同僚が集まっての機会でも，かの不合理，理不尽さの吐露に気持ちの整理をしていく（"同僚のメンター"）という経験がある．一方，その気迫，努力はやはり上に立つ人であると評価でき，やはり偉い方であった．反面教師の部分も含めそのような先輩方に接する機会を持ち，同期・後輩に助けてもらいながら仕事を続けることができたことに，感謝の気持ちを持つことができる．私たちは「屋根瓦」としてのコーチからスタートし，スポンサーやコネクター的な役割は一部の秀でた者しか担えないのかもしれないが，その役割を常に意識しながら人間関係を広げることが重要であろう．

（横矢隆宏）

前に進みながら振り返ること

これまで本書の中で述べてきたアドバイスをいかに上手に生か
すかを振り返りながら，将来起こるであろうことを語ることで，
メンターとメンティーへのはなむけの言葉としたい．

振り返ること

初めてメンターあるいはメンティーになるときには，メンタリ
ング関係を持つことに対する責任や，キャリアや専門分野におけ
るメンタリング関係の重要性などを感じて，不安を覚えるだろ
う．さらに，性別，人種，年齢層，背景などが自分とは異なる人
のメンタリングを行うことは，それまで知らなかった領域に足を
踏み入れることになる場合が多い．メンターは，特にメンターの
ポジションに着いたばかりのときは，これから始まるその初めて
の経験を絶対に成功させようと，必要以上に重荷を抱え込んでし
まうかもしれない．一方で，これからメンティーとなる新社会人

である新人職員や新任の若手大学教員は，不安のあまり，専門分野での成功のために不可欠なメンターを探しに出ることができなくなってしまうかもしれない．

このような心理的な障壁は，メンターを依頼したり，メンターを引き受けたりすることをしばしば妨げる．このことは，アカデミックの世界においても，ほかの企業と同様に破滅につながりかねない．

私たちにとっても，これまで，メンターの支援を受け，その後メンターとして人を支援することは，キャリアを積む中で大きな転換点となってきた．私たちはそうすることで人生や世界観を豊かにしてきた．実際，現在の地位に導いてもらったメンターを，感謝をもって一人ひとり名前を挙げることができるし，私たちのメンティーが，能力と才能を認められて成功し，影響のあるポジションに就くという，何ものにも代えがたい喜びを経験してきた．そして，メンティーが今，挑戦していることについて話を聞くことは，ありがたいことであると感じている．それは，職業上の対立にしろ，ワークライフバランスにしろ，メンティーを公平に扱わないメンターとの対立にしろ，多くは私たちがしてきた経験とは異なるものだからである．

アカデミー以外の分野のメンター仲間からも，メンタリングを通じた人間関係への，この感謝の気持ち（敬意の念ですらある）は同じであると聞いている．トップの CEO が彼らの成功のカギは何かと聞かれたときに，たいてい，良いメンターやガイドの名前を挙げて感謝を表すのは，この一例である．

要するに，不安や懸念のためにメンタリング関係を持つ機会を逃してしまうのはあまりにもったいないということだ．しかし同時に私たちはリアリストでもある．はじめから誰もが良いメン

ターになれるものではないということはわかっている―それには訓練と，忍耐と試行錯誤が必要である．一方で，どんな分野にも，経験豊かで成功してはいるが，その人柄，考え方，気質が，どんなメンティーにも役立たないメンター失格の人がいることも知っている．そういう人は例外だ．

　あなたが今，本書を読んでいること自体，有用なメンターになるために学ぶ姿勢や忍耐，真摯な気持ちを自身の中に持っている証であると確信している．

将来に向かって，期待すること

　メンタリング関係についてはすでに多くが書かれており，本書でも重要な論文や著書について付録（APPENDIX）（97頁）に注釈を載せている．この分野はこれからの数年の間にさらに大きく光が当てられるだろうと考えている．

　それには多くの理由がある．第一に，豊富な経験を持ち，その経験や立場が後輩の支援に役立ってきた人々―伝統的なメンター，コーチ，スポンサー，コネクターなど―が最近，ようやく認識され詳述されるようになってきたことがある．これら多様な"メンター"がどのようにメンティーの成功に寄与するかについて，さらに多くの研究・報告がなされることを期待している．また，良いメンターになるには何が必要かを本書に述べてきたように，良いコーチや効果的なスポンサーになるためには何が必要かのガイダンスも示されるだろう．

　第二に，近年，新しく仕事を始めるメンティー候補者は，積極的にメンターを探し確保しようとすることが多くなった．そのこ

ともあって，研究所や大学，組織や企業は，積極的にメンターチームを作ったり，その"立ち上げ"のための委員会を作ったりして，メンタリングを通じた人間関係を築くことを制度化する例が増えている．多くの組織は，メンティーが将来の成功のために必要な支援が受けられるよう，人材開発（大学においては学部教員の能力開発）の担当者を置いている．

そして最後に，多様性や公平性そして内包性（inclusion）の重要性が注目されるようになって，これまでメジャーではなかったグループの存在について，組織がより多くの注意を向けるようになってきていることだ．実際のアクションとして，このようなグループの従業員の多くが直面しているが，ほかのグループでは経験しえない問題に特化した特別なワークショップやセミナーが行われている．一つの例は"大学医学部におけるエグゼクティブ・リーダーシップ・コース（Executive Leadership Course in Academic Medicine）"で，Drexel 大学で 1995 年にスタートした．これは医学研究・教育施設での女性教員のみを対象にしたものである．また別の例では，アメリカ国立衛生研究所（NIH）の基金を受けた国立リサーチ・メンタリング・ネットワーク（National Research Mentoring Network）がある．これは，当然の権利を尊重されてこなかったという歴史的背景を持つ研究者を成功に導くために，"文化背景に配慮できるメンタリング関係（Culturally Aware Mentorship）"というプログラムを通じてメンターを育成しようとするものである．ハーバード大学の南アジア・ヘルスケア・リーダー・フォーラム（SAHLF）—光栄にも私たちがパートナーとなっている—も東南アジア出身の将来のヘルスケア・リーダーたちを養成し，メンタリングすることを目的に設立された特別の組織である．

　さて，将来の展望はどのようなものか？　今後，いかにメンタリングに熟達するか，あるいは，いかに成功するメンティーになるかといったワークショップやセミナーや教育セッションなどが，さらに数多く開催されると予測する．"メンタリング・アカデミー"がアメリカ中のさまざまな学術機関において開校されるだろう．この数年間でもプロのコーチの数は飛躍的に多くなっているが（上級執行役員の契約時に，そのようなコーチを持つ権利を条件として要求することが多くなった），メンターをメンティーに引き合わせ，メンタリングがうまくいくように雇われるコーチも増えてくるだろうと予測する．

　まだ発展途上として残っている重要な課題の一つに，組織が内部でメンタリング活動の促進・育成を適切に行っているかを，定期的に評価し判断する仕組みづくりがある．例えば，この10年以上の間，アメリカの病院で利用されている安全文化質問票（culture-of-safety questionnaires）がよく知られている．これは，上司や同僚が患者の安全にどの程度真摯に取り組んでいるかについて，内部の人間がどう思っているかを見極めるためのものである．また，看護師-医師間のコミュニケーション改善や，上級管理部-現場職員間の関係の円滑化などで，個々の病院レベルでの変化と改善を引き出すためにも活用されている．このように，従業員が，現在進行中の（あるいは進行していない）メンタリングについてどのように感じているかを知るために，意識調査を広く活用する良い時期にきていると考えられる．調査で得られるデータ—総括的レベルや，より小さなレベルにおいて分析できるだろう—は，問題を明らかにし，可能性のある不備を明確にし，改善策の構築に利用できる．評価ツールで高い得点を得ることができれば，メンターやメンティーをその大学（組織）に引きつける手助け

になるだろう．参考までに，評価ツールについての参照文献を巻末に挙げておく．

　本書で述べた私たちのアプローチは，主にアメリカにおいてのものである．執筆者3人のうち2人は発展途上国の生まれであるが，私たちがメンタリングの仕事に携わってきた場所が主にアメリカであるからである．しかし，例えば日本，オーストラリア，インド，イタリア，イギリスといった経済発展国を含めた多くの国々よりも，メンタリングに関して，アメリカはよりしっかりと取り組んでいると考えている（私たちは実際に自分の目で，これらの国々の医学研究・教育施設を見てきたのだから間違いないと思う）．今後メンタリングへの関心は国を超えたものとなっていくだろう．なぜなら，若い人々の人材開発とキャリアにおける成功は，ほかの国々でも極めて重要だからである．

　メンタリングを取り巻く環境はとてもエキサイティングになってきている．私たちはメンタリングという重要な領域の未来を見守り，作り上げていく手助けができることを楽しみにしている．

総括/最後の考え

　私たちは，ためらわずにメンターシップの機会を持つことを強く勧める．なぜなら，効果的で相互利益のあるメンターシップはいかなる分野においてもキャリアを成功させる基本だからである．私たちが本書で示した実践的なガイドによって，あなたの心配が払拭されることを期待している．

　メンターへ：あなたには，これからチームになるだろうあなたの研究領域の新しいメンバーに，現実の世界の経験を提供する機

会を持つとともに，あなた自身やあなたの強みについて学ぶ機会を得ることができる．

　メンティーへ：優れたメンターは，教科書や YouTube や TED Talk からは学ぶことのできない本物の学びの宝庫である．

　私たちは，良きメンタリング関係の先にある，大きな転換点となりうる経験に，メンターとメンティーの双方が焦点を当てることを強く期待している．入念な計画と効果的なコミュニケーションがあれば，良い関係を築いたメンターとメンティーには，記憶に残る楽しい冒険と，それがもたらすさらなる成功が約束される．

　成功したメンタリング関係はそれぞれの個人的な利益よりも多くのこと，すなわち，未来の幾世代にもわたる世代のためのさらなる達成，ブレークスルー，知識への道筋を開いてくれるだろう．本書があなた方の道を照らすことを期待している．それが私たちが見てみたいと望んでいる未来である．

（横矢隆宏）

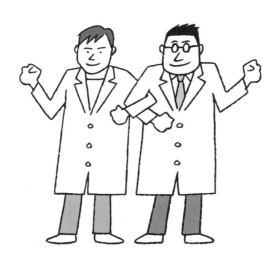

COLUMN

私と群星沖縄のメンタリング状況

　監訳の序で述べたように，私自身のメンターやメンティーは偶然と必然で見つかった．助言者が重要であることを直観的に気づいていた私は，メンター探しの脳内アンテナで，宮城征四郎先生，黒川清先生，日野原重明先生をメンターに持つことができた．と同時に，私自身も多数のメンティーを持つことができた．メンティーへの助言と支援はできるだけやる．医学知識だけでなく，勉強の仕方や論文の書き方を教え，国際学会にも連れて行く，さまざまな大学の教員にも推薦する．また，メンティーを持つこと自体が私自身の活動のテコになって，私の理想を実現する装置となった．多くのメンティーに心から感謝を申し上げたい．メンティーとメンターはお互い役割が交換できる場合も多い．私もさまざまなことをメンティーから教えてもらった．年齢を重ねると時代にマッチした戦略を立案することが難しくなるが，私は多数のメンターに恵まれているのですぐに相談している．さて，今日もいろいろな企画を考えついたが，早速メンターに相談してみよう．

（徳田安春）

参照文献（注釈付き）とその他の関連文献

Altman I. The Dos and Don'ts of Mentoring. Forbes. 2017.

　この記事では，メンターとメンティー両者に3つの概括的な
ヒントが示されている．

1. **構成を決めること**　メンタリング関係がどのように，いつ，
   どのくらいの期間続くかを知るべきである．会議の時間や場
   所といったことから長期的な目標まで，メンタリング関係の
   あり方を決める要素を明確にし，メンタリング関係に含まれ
   るものを当初から把握する必要がある．

2. **英雄になろうとしないこと**　メンターがメンティーを成長さ
   せたいと思うなら，メンティーに自由にミスをさせなければ
   ならない．メンティーが間違えないように完璧に守ってしま
   うと，学習や成長の機会は生まれない．それより，メン
   ティーがミスを犯したときに正しい進路を指し示し，正しい
   行動とそこからの結果を強化するよう指導する必要がある．

3. **人の言葉や教えを受け入れられること**　メンターはすべてに
   答えを用意することはできない．メンティーは自分がどのよ
   うな指示を与えられたかを理解し，メンターが提供してくれ
   るものを役立てられるよう，受け入れるという姿勢をとるこ
   とができなければならない．

Blackman A. Misguided Guidance：12 Mistakes Mentors Should Avoid. Modern Workforce：Everwise. 2014.

　このQuick-Hits articleでは，メンターが犯しがちな12の誤りがまとめられている．

1. **求められていない助言**　メンタリングに関係ないことについてアドバイスをすること．メンティーと二人で決めた目標に焦点を当てるべきである．

2. **厳しすぎること**　批判はほどほどが望ましい．度を越すと関係が損なわれる可能性がある．

3. **せっかちであること**　メンティーを目的に向かってガイドするべきであり，そこに後ろから押し込んではいけない．

4. **メンティーをメンター自身のようにしようとすること**　メンティーをメンター自身のクローンにしようとすべきではない．メンティーの進路はメンターの進路とは異なるものだろうから．

5. **準備不足**　メンタリングにかける時間は，面談の時間だけではない．メンターの影響力を最大にするために，事前に準備し，面談後には振り返るべきである．

6. **問題を近視眼的に見ること**　その問題は，もっと大きな問題または傾向から生じている可能性はないだろうか．

7. **メンター自身の失敗を隠すこと**　メンターはメンティーにとって，ロールモデル(模範・お手本)でもガイドでもある．時にはこの2つの役割の優先順位で矛盾が生じることもある．常に完璧なロールモデルとしてあるのではなく，間違いや失敗を共有すべきときもあることを知っておく．これはメンティーにとっても，ロールモデルを追うのと同様に価値があるだろう．

8. **思い込み**　通常メンターとメンティーの間には大きな経験の差があるが，メンターはメンティーがまだ学んでいないことが多く存在することをときどき忘れてしまう．

9. **間違った人にメンタリングすること**　すべてのメンターがすべてのメンティーに適しているわけではなく，逆もまた然りである．スキルと相性が合うよう試みるべきであるが，うまくいかない場合は，メンティーがより適したメンターを見つけられるようサポートすべきである．

10. **依存**　メンタリングの重要な側面の一つに，メンティーが自分の判断力を磨いて，自信を持つようにすることがある．メンティーがメンターに長く依存し続けないようにすべきである．

11. **体験談ばかり話すこと**　個人的なエピソードを話すことがメンタリングの有効な手段になることはあるが，単なる自己満足にならないようにすべきである．

12. **メンティーのミスをすべて，排除しようとすること**　メンティーがキャリアを損なわないようミスを回避する手助けをすることは，メンターの責務であるが，すべてのミスが同じというわけではない．メンティーが自分で問題を乗り越えてそこからの復活力を備えられるようにすべきである．

Byerley JS. Mentoring in the Era of #MeToo. JAMA. 2018；319：1199-200.

　この論文は，近年セクシャルハラスメントと性的虐待について公にされるケースが急増している観点から，今日の状況における男女間のメンタリングというデリケートなトピックを取り上げている．著者は，男性メンターと一緒に仕事をするのを快適に思わ

せてくれた男性メンターたちの適切な気遣いあふれた方法を紹介している．

- 不適切または性的なものをほのめかすようなやり取りのない，模範的でプロフェッショナルな振る舞いをする
- 常に第三者の目があるように振る舞うことが，誠実さを示す一つの方法となる
- 身体に触れるのは，ほとんどの人が「それは OK」と考えるような場合を除いて控える
- 見た目に関するコメントや，性別という枠にはめようとするよくあるコメントは避ける

　しかし，これらの基本は基本として，著者は男性のメンターが女性のメンティーを助けることができる最も大切な方法の一つを指摘している．それは，女性がリーダーになることにほかの男性が賛意を表明しない（もっとひどい場合には侮辱する）ときに賛意を表し，支持することである．

Cho CS, Ramanan RA, Feldman MD. Defining the Ideal Qualities of Mentorship：A Qualitative Analysis of the Characteristics of Outstanding Mentors. Am J Med. 2011；124：453-8.

　この研究は権威あるメンター賞に自身のメンターを推薦したメンティーの推薦状を分析することにより，特に優れたメンターの重要な資質を特定することを試みたものである．53 通の推薦状を分析し，高く評価されているメンターには次のような特徴が共通していると結論づけた．

- 優れた人間性(熱意，思いやり，利他的)がある
- 一人ひとりに合わせた指導をした
- メンタリングに定期的に相当の時間を割いた
- 良好なワークライフバランスをサポートした
- 後にメンティーがメンターになるための模範を示した

Chopra V, Arora VM, Saint S. Will You Be My Mentor? Four Archetypes to Help Mentees Succeed in Academic Medicine. JAMA Intern Med. 2018；178：175-6.

　メンターとメンティーについて考えるとき，ほとんどの人が「伝統的なメンター」を典型として思い浮かべるだろう．伝統的なメンターとは，メンティーのキャリア開発を目標にした長期的継続的な関係を提供する存在だ．しかし，この論文ではこのようなメンターシップに加えて，異なる3つの類型を説明している．

1. **コーチ**　特定の課題や問題について，メンティーを支援する存在．ある一つのタスクまたは問題に特化したアドバイスとガイダンスを行う．
2. **スポンサー**　メンティーの存在を周囲に知らしめてくれる存在．つまり彼らのキャリアの段階に合ったそのときどきの支援をする．
3. **コネクター**　政治的・社会的な影響力を持ち，その分野全体の価値を高めるために行動する上級リーダー．

　このようにメンターシップにはいくつかのタイプがある．そのすべてが，伝統的なメンターのようなスキルや関係性を必要とするわけではない．

Chopra V, Dixon-Woods M, Saint S. The Four Golden Rules of Effective Menteeship. BMJ Careers. 2016.

　メンターシップ（「メンターとは？」）について書かれたテキストは多いが，メンティーシップ（「メンティーとは？」）について書かれたものは比較的少ない．著者の考察と，メンターであるほかの医学や哲学の専門家への呼びかけを通じて，この記事ではメンティーの4つの重要なベストプラクティスをまとめている．

　メンティーは，正しくメンターを選んで，複数のメンターからなるメンターチームを持つべきである．メンティーのキャリアのすべての面を一人で指導できるようなメンターを見つけることはもはや不可能だからだ．メンターとの相性を判断する簡単な方法はないため，メンティーは自分のキャリアを損なうリスクのあるメンターの行動（メンターとしての背任行為）に，常に注意を払う必要がある．

　メンティーは，メンターが彼らのために割ける時間と労力が限られていることに留意しなければならない．ビジネス分野の"managing up"の概念を活用して，メンティーはメンターがメンタリングでのトピックについて検討しやすいように，文献や事前の情報提供などのオプションを提案する必要がある．

　ほかの大切な関係と同様，うまくコミュニケーションをとることはメンタリング関係の成功にとって極めて重要である．メンティーの目標と希望をはっきりと理解して関係を開始することは，双方にとって役に立つだろう．メンティーは進行中のプロジェクトや予定されているプロジェクト，他者（雑誌関係者や資金提供の機関など）への対応について，メンターに適宜，最新情報を報告する必要がある．また，メンターの助言が必要になるときは，前もって計画を立てておくことが重要である．何度も土壇

場になってから助けを求めるのは，歓迎されることではない．

　最後に，メンティーは完璧なプロフェッショナルになるよう努力する必要がある．仕事に尽力し，物事には積極的に取り組み，アドバイスやフィードバックを喜んで前向きに受け入れるようにすべきである．これらの資質は，メンタリング関係にポジティブに働くだけでなく，組織や専門分野の機関など，より広範なコミュニティにいずれ貢献をもたらす人間だという評価を，早々に手にする一助となるだろう．

Chopra V, Edelson DP, Saint S. Mentorship Malpractice. JAMA. 2016；315：1453-4.

　この論文は，メンターの有害な行動は6つのカテゴリーに分類でき，能動的な背任行為と受動的な背任行為に分けられると説く．

●能動的な背任行為

1. **ハイジャック犯 The Hijacker**　このタイプのメンターは最もたちが悪く，メンティーから得られるものにしか興味を示さない．メンティーには，このタイプの背任行為に対する防御策はないため，このような行動が一度でも判明したら，迅速かつ完全にこのメンターと縁を切ることが唯一の選択肢である．

2. **搾取者 The Exploiter**　もう一つの利己的なやり方として，このタイプの残念なメンターは，学習だの経験だのと偽って，自分の利益にならない仕事を押し付けようとする．このタイプの背任行為は，メンティーの科学的なアイデアを評価するのではなく，自分のプロジェクトのためのマネー

ジャーとして利用するメンターにみられる．この種の背徳行
為に対抗することはできるが，メンティーがしっかりと一線
を引くか，ほかのメンターを介してその行為を制限できない
なら，メンタリング関係を終えるべきときである．

3. **占有者 The Possessor**　このタイプは自分の能力に根本
的に自信がないため，メンティーに対する責任をほかの人と
共有しようとしない．もしそのようなメンターとでもメンタ
リング関係を続けたいのであれば，メンターシップ委員会で
報告しなければならない．

● **受動的な背徳行為**

1. **ボトルネック The Bottleneck**　このタイプのメンター
は，優秀なメンターになるには忙しすぎるくせに，それに頓
着せずメンターになる．これにより，メンティーとの仕事が
遅れたり，期限に間に合わなかったりして，メンティーの
キャリアに悪影響を与える可能性がある．メンティーがこの
種のメンターと一緒にやっていくためには，確固とした期限
を設け（そして期限を過ぎたらどんな結果になるかはっきり
させておく），それを守らせる必要がある．

2. **カントリークラブの仲間 The Country Clubber**　このタ
イプは，どんな形の対立にも耐えられない．そのため，例え
ばメンティーの成長のためのリソースや（臨床業務ではなく）
教育研修のために確保された時間（protected time）などにつ
いて，メンティーの擁護者とはならないだろう．メンティー
の対応としては，擁護してくれる人を含むメンターシップ・
チームを持つことである．

3. **ワールドトラベラー The World Traveler**　このタイプの

メンターは，自身のキャリアで成功を収めていて，講演依頼などが多く，世界中を飛び回っている．たいてい彼らのモチベーションは自身の学術的な成功と個人的野心にある．忙しく動き回るために，メンティーがプロジェクトを前進させるためのメンタリングの時間が限られてしまう．このタイプに対しては，コミュニケーションの定期的な時間と形式を決めておくことであり，多くの場合，時間的余裕を十分に持って設定する必要がある．

メンティーはこれら6つのタイプに警戒する必要があるが，このようなメンターの背徳行為に屈しないためのカギをまとめると次のようになるだろう．すなわち，加担しない，一定の線を引きニーズを伝える，メンターシップ・チームを作る，縁を切るときを知ることである．

Chopra V, Saint S. 6 Things Every Mentor Should Do. Harv Bus Rev. 2017.
　この論文では，成功するメンターになるためのカギの簡潔なリストが提案されている．

● **メンティーを注意深く選ぶ**　誰かのメンターになることは，自分の時間とエネルギーを費やして責任を負うということである．だから，自分の時間とエネルギーを費やしてもいいと思える自分に合ったメンティーを選択することが重要である．メンターは，今後メンティーとなる可能性のある人物を評価する場合，早い段階でメンティーに課題を与えてメンティーの真剣さと仕事のやり方を見極め，自分に合ったメンティーかどうかを確かめることができる．

- **メンターシップ・チームを作る**　最近は誰もが忙しいことに加え，人々が全キャリアを通して一つだけのプロジェクトや組織にとどまらない傾向がある．そのため，メンターシップ・チームは瞬く間にメンターシップの新しいスタンダードになりつつある．主メンターは，メンティーのサポートの大部分の責任を負う頼りになる存在だが，チームには，メンタリングの内容と課題に特化した専門家を入れるなどして，チーム内でメンターが互いに協力し合えるようにする必要がある．

- **しっかりした管理をする**　メンタリング関係に対して，メンター自身の関わり方とメンティーが期待することをはっきりと理解したうえでメンターシップを始める必要がある．不明な点は早期に解決し，後で問題にならないようにする．メンタリングのスケジュールと質のレベルを決めてそれを維持するべきである．さもなければ両者のキャリアに傷がつくことになるだろう．最後に，メンティーがメンターの生徒であることを理解し，建設的な批判を受け入れるべきであることを確認する必要がある．

- **仲たがいを防ぐ，あるいは起きてしまったら解決する**　メンターのなすべきことは，メンティーとの衝突を予測して，（可能であれば）それが起きないようにすることだが，衝突が起きた場合，それを解決する責任はやはりメンターにある．問題に積極的に取り組む必要があり，メンター・メンティー両者が率直で正直であることが求められる．そうすれば，多くの問題は完全に回避することができるだろう．問題が発生した場合でも，メンターシップが悪くなっていくのではなく関係を修復することができる．

- **メンターとしての背任行為に関与しない**　メンティーのキャリアを決して故意に傷つけないようにせよ，この一言に尽きる．ただし，自覚がないままにそのような行動をとってしまうことがある

かもしれない．そんな事態を避けるためには，自分の行動を評価して，次に挙げるようなことに常に警戒心を持ち，気づいたらすぐに中止することである．他者からの評価をメンティーから横取りする，メンティー自身のプロジェクトよりも自分のプロジェクトを優先するよう主張する，メンティーを自分の予定で拘束する，メンティーがほかのメンターと働くことを妨げようとする，かつ/またはメンティーが自己破壊的なミス(メンティーの過失：mentee missteps)を繰り返すことを黙認する．

● **移行の準備をする**　最終的な理想の形は，メンティーが個々の成功を超えて，彼ら自身もメンターになることだ．このメンターへの移行に向けて，積極的に議論し，メンティーの準備を支援する必要がある．

Clark D. Your Career Needs Many Mentors, Not Just One. Harv Bus Rev. 2017.

　この記事は，従来の単一メンターモデルよりは，「メンター委員会」のアイデアを支持している．メンターシップ・チームほどはっきりとした形をとらないが，「メンター委員会」は多くの人々にとってより実践しやすいかもしれない．著者は，年齢や役職に関係なく，メンターのキャリアパスにふさわしい経験と知識がある尊敬すべきメンターを探すようメンティーに奨励している．適切なメンターを選ぶために，メンティーは最初に徹底的な自己分析を行い，キャリアの方向性と，それを達成するために必要な知識と技術が何かを決める必要がある．これらを特定したら，次のステップは，メンティーのネットワーク内で主要な技術と経験を習うことのできる人を特定することである．そのリストに挙がる人々は国中，世界中に広く散らばっている可能性を考えると，彼

らと仕事をともにするのは難しいかもしれないが，いくつかの創
造的な(しばしばざっくばらんな)やり方で，たいていはメン
ティーにとってうまくいくようにすることが可能である．見返り
に，メンティーが自身をメンターにとって価値のある存在とする
ことは(多くの関係と同様に)特に重要である．当然，そのお返し
がどういうものになるかは，メンティーが持っているスキルと，
メンターにお返しするのに何が適切かによって変わってくるだろう．

DeCastro R, Sambuco D, Ubel PA, Stewart A, Jagsi R. Mentor Networks in
Academic Medicine：Moving beyond a Dyadic Conception of Mentoring for
Junior Faculty Researchers. Acad Med. 2013；88.

　　メンタリング関係を正式に確立することは，米国国立衛生研究
所(National Institutes of Health；NIH)によって資金援助されてい
るようなキャリア開発賞プログラムの要件となることがよくあ
る．しかし，メンタリングに関する賞の受賞者からの視点につい
てはこれまであまり研究されていない．著者の定性的研究によ
り，医学界のメンターとメンティーに共通する3つの核となる
考え方が明らかとなった．

1. 1人のメンターが果たしうる役割は非常に多い．
2. メンター1人では1人のメンティーの多様なメンタリング
   ニーズを満たしにくい．
3. 上記2項に対処するため，1人のメンティーのメンタリン
   グニーズを満たすには，メンタリングの「ネットワーク」を
   確立する必要がある．

　　従来の上下関係に基づいた1対1のメンタリング関係は，も

はや医学界では機能しないようであり，メンティーがメンター
ネットワークを作り上げ，維持，そして発展させることが奨励さ
れる．これらのネットワークはメンティーの特定のニーズを反映
するメンターたちで構成され，専門知識，年齢層，性別の多様性
の維持を図る必要がある．

Farnell R. Mentor People Who Aren't Like You. Harv Bus Rev. 2017.

　人間は当然，自分とは異なる人よりも自分に似ている人に親近
感を覚える．これらの潜在的なバイアスは，メンターにとっては
特に問題となる．メンターがそれらの偏見にとらわれないように
する意識的な努力がなければ，メンターは自分と同じものを持っ
た人々を選びがちになり，メンターシップの利益がよく似た人々
に集中しやすくなるだろう．少数派に属する人は，キャリアを伸
ばすうえで不安に思うことを口にするのが難しい場合があるかも
しれない．これは，多数派のメンバーは少数派の不安がどこから
生じているのか理解できないことがあるからである．チームメン
バー全員の不安に力を合わせて対処する努力がなければ，注意が
向けられないままになってしまうものもあるかもしれない．

　メンターは自分の不安を話すのをためらっているかもしれない
人のニーズに確実に対応するために，著者が述べているように
「溝を埋める」必要がある．しかし，多様性に富んだ１つのチー
ムに関わること以上に，自分とは異なる人にメンタリングを行う
ことは，メンターにも直接的なメリットがある．ほかの視点に対
する理解を深めることで，自分と似ていない人や，同じような話
し方をしない人，同じ信条を持たない人に対しても共感を深める
ことができる．

（佐藤直行）

メンタリングは気づきの宝庫，成長の触媒

　私が初めてメンタリングを形式だったものとして経験したのは，初期と後期研修のときである．初期研修時代にはフォーマットを用いて定期的にメンターにメンタリングをお願いし，後期研修医の時には数人の初期研修医をメンティーとして自分でメンターの役割を経験した．メンティーの立場でいるときにさまざまな気づきがあるのは当然だが，メンターであってもメンティーとの対話から自分の知らないことをたくさん教えてもらえるというのは大きな収穫であった．メンティーから学んだことを，ほかのメンティーへ還元することもできるし，特に学年が上がってからは，世阿弥の言うところの「時々の初心」を思い出させてもらえるのは指導医としてとてもありがたい．今では群星沖縄内も含めいろいろなところにメンターがおり，現職では医療職ではない法人事務局長も貴重なメンターである（事務職しかできないような多角的な視点から助言をしてくれる）．これからも多くのメンター，メンティーから成長の機会を得ていきたい．

(佐藤直行)

Gallo A. Demystifying Mentoring. Harv Bus Rev. 2011.

　メンターシップについての考え方は進化しているが，多くのメンターがいまだに古い形のメンタリングにとらわれている．この論文では，今日の目まぐるしく変化する状況の中で，メンティーの助けとなるであろう，四つの古い"神話的な"思い込みを挙げて説明している．

1. **一人の完璧なメンターが必要である**　メンティーは，教えを受ける一人の完璧なメンターを求めなければならないという考え方は古い思い込みである．最近のキャリアは変化に富ん

でいるので，この古いやり方が役に立つとは思えない．解決策は，昔の1対1の関係から得られたのと同等の(あるいはより大きな)効果を得るために，人的ネットワークを活用することである．

2. **メンタリングは長期にわたる正式な関係である**　正式な「メンタリング関係」を構築する必要性は，スピードを求められる仕事やキャリア形成にそぐわなくなってきている．メンタリングの形は，不定期な1回だけの短期的関係でもいいし，特定のテーマについて相談に行ける一人の人間を見つけるという形式ばらないものでもいい．実際このような関係性においては「メンター」と称することは避けるべきであると著者は述べている．

3. **メンタリングは，初心者に対し行われる**　キャリアのどの段階にあってもメンタリングの機会はある．キャリアの初期にメンターを求めるという伝統的な考え方は今でも正しいが，それはあくまで始まりであり，メンタリングのゴールではない．キャリアのさまざまな段階で生じる転換期こそ，経験を共有してもらえそうな熟練者からのメンタリングを受けてアドバイスをもらう好機である．

4. **メンタリングは，熟練者が善意から行うものである**　どのような関係性もそうであるように，メンタリングもギブアンドテイク，つまり相互利益のバランスをとることが重要である．メンターとして教えを請われることは名誉ではあるが，メンターもまたメンティーから何かを得るべきだ．必ずしも直接的な利益でなくとも，将来における手助けの約束でもいい，メンターが指導する十分な理由になることもあるだろう．

　この記事はメンタリングとキャリアの転換点に関するいくつか
のケーススタディで締めくくられている.

Gladwell M. The Tipping Point : How Little Things Can Make a Big Difference.
Boston, MA : Little, Brown ; 2006.

　著者は, 社会の大きな潮流となるトレンド, 行動, アイデア
も, もとをただせばある一つの行動から始まり, 徐々に広がって
変化を生み出す転換点(tipping point)に達して起こるということ
がままある, そしてある一線を越えたところからは, 山火事のよ
うに一気に広がるのだと述べている. ある一つの状況下で, そこ
にふさわしい特徴を備えた人間, あるいは集団がいれば, たった
一人でも, たった一集団でも, 社会に大きな影響を及ぼすことが
できるのだ. インフルエンザの流行が一人から始まり大流行する
ように, 社会的傾向, 犯罪率, またはベストセラーの本も, 小さ
く誰にも気づかれないような始まりから, 社会全体に爆発的に広
まる可能性があるのだ.

　著者は, ファッショントレンドを例に説明している. 1990年
代半ば, ハッシュパピーシューズは消滅の危機に瀕していたが,
マンハッタンの繁華街のクラブで, 数人の若者がこの靴を履き始
めた. その靴と若者たちに目をとめたほかの客が店頭で同じ靴を
買い求めた. この繰り返しでハッシュパピーの人気は「転換点
(tipping point)」に達し, この靴のスタイルも復活, 同社の史上最
高記録の売り上げを達成した. この間唯一の「マーケティング」と
呼べるものは, マンハッタンのクラブでこの流れを引き起こすこ
とになった数人の言動だけであった.

　この若者たちは, 著者が「少数の法則(Law of the Few)」と呼ぶ
ほかの人にはない社会的な才能を持っていたのだ. 「少数の法則」

は，メッセンジャー(情報を伝える人)の資質に強く依存している．そしてこの例のように社会的に大きな影響を及ぼすメッセンジャーは，「コネクター」「エキスパート(Maven)」「セールスマン」のうち1つ以上の能力を有する必要がある．

コネクターとは，多くの知己を持つ人のことで，その数は考えられないほどの人数であり，コネクターが間にいなければ出会わないような人同士を結び付ける役割を果たす．コネクターは交友関係を特定の属性に限るのではなく，むしろ社会的・経済的，さらに職業の垣根を越えて広げていく．しかも，このような人脈形成を努力することなく，ごく自然に行っていくのだ．コネクターにはそのエネルギー，自信，そして友人を作る自然な能力を通じて，異なる社会集団の人々と理解し合う才能がある．

「少数の法則」に同じように必要なエキスパート(Maven)は，スポンジのように知識を吸収し，それをほかの人に惜しみなく分かち合う能力と，分かち合いたいという強い意志を持つ人々のことである．彼らは知ったかぶりな態度をとるのではなく，その豊富な知識で誰かの問題解決を手助けしたいと思っている．生来の好奇心と知識欲に知性と気質が合わさって，ほかの人の手助けも成し遂げる．彼/彼女たちはエキスパートとして尊敬されている．

セールスマンは，人を納得させる自然な説得力を有する人のことだ．これは，著者が「少数の法則」で3番目に説明するパーソナリティタイプである．セールスマンは高圧的に人々を従わせるのではなく，カリスマ性と繊細な会話スキルを駆使して，自分のアイデアに自然と同調するように導く．彼らは強いることなく，自分の影響下に磁石のように人々を自然と引き寄せる能力を持つことが多い．

さらに，「転換点」に到達するためには，情報を伝える者(メッ

センジャー)だけではなく，情報(メッセージ)の中身など，いくつかの要素が加わる必要があると，著者は述べている．「Stickiness Factor(定着因子)」は，メッセージを印象深く，効果的にする要素のこと．記憶に深く定着させるためには，受信者がメッセージを自分に向けて発せられたように感じることや，受信者にとって実用的である必要があり，そのメッセージによって受信者が行動を起こすように工夫する必要がある．

そして最後は，メッセージがいつ，どこで発せられるかという条件・状況による「文脈の力」である．これらの環境因子は，Stickiness Factor と同様に転換点に大きな影響を及ぼす．人間はそのメッセージが伝えられる文脈にとても敏感だ，と著者は述べている．

問題や障害は一見して解決困難なように思えても，適切な場所に，最終的には必要な場所にポジティブな変化と知的な行動への希望を社会に与えてくれる．

Hayzlett J. Top 3 Traits of a Good Mentor. Entrepreneur. 2017.

この記事では，優秀なメンターが備える3つの特徴は，寛大さ，誠実さ，そして慎みであると述べている．

1. **寛大さ**　良いメンターは，組織が改善されると，その役に立てるように，率先して広く自分の知識を共有する．そして，メンティーが大切にすべきなのは，メンターがメンタリングに割いてくれる時間に配慮することである．メンタリングには一般的に時間と真剣な姿勢が必要となるが，すべてのメンタリングに長時間の労力を必要とするわけではない．

2. **誠実さ**　最高のメンターは常に正直で具体的なフィードバックを行う．彼らは，メンティーのキャリアが上昇し，問題が

複雑になるのに合わせて，メンティーが活用できる建設的な
批判を与える．

3. **慎み**　メンティーの打ち明けた秘密をメンターは口外しない
という信頼が不可欠である．特にメンターとメンティーが所
属組織を同じくする場合に当てはまる．信頼関係の破綻を背
景に多くの憂慮すべき事態が生じるかもしれない．もしかし
たら，メンティーはこのような事態を避けるために，組織外
にメンターを見つけるほうがよいかもしれない．

Hudson P. Mentoring as Professional Development："Growth for Both"Mentor and Mentee. Profession Dev Ed. 2013；39：771-83.

　この研究は，質問調査法と経験豊富なメンターへのインタ
ビューに基づくものである．質問調査のデータで示されているの
は，メンターはメンタリングの一部として教育実習を吟味して構
成するということである．一方で，インタビューはメンタリング
が専門的能力開発にどのような役割を果たすかについて説明して
いる．メンタリングはコミュニケーション能力を高め，リーダー
シップ（問題解決，能力構築の支援）を強化し，教育法の知識を高
めてくれる．メンタリングを自分でも行う教師の専門的能力開発
は，メンタリング実習を通じて能力構築の助けとなるか，またそ
れを指導するメンターも教育実習プログラムを見直し，その構成
を考えることでメンター自身の教育法の進歩への能力構築の助け
となる．

Humphrey HJ. Mentoring in Academic Medicine. Philadelphia, PA：ACP Press；2010.

　医学分野での教育者および指導者は，キャリアの中で多くのメ

ンタリングの機会を得るが，それはもっともなことである．メンターシップは，医学分野において成功するには不可欠であるが，効果的かつ慎重に行われる必要がある．

本書は，経験豊富なさまざまな医療教育者からのメンターシップに関する洞察をまとめたものだ．ここに示されるさまざまな視点とメンタリングの方法論は，メンターシップを一つの型にはめることが非常に困難であることを示している．メンターとメンティー双方のキャリアにおける地位，目標そして組織のニーズに合わせて，常にカスタマイズする必要がある．

例えば，若い医師は，人間性に深く根を下ろすプロフェッショナルとしての振る舞いを身につけなければならない．これは優れたメンターとロールモデルによって導かれるべきものだ．若い医師にとってのメンターは，彼らが助けを求めやすく受け入れやすい支援体制のある仕事文化を創造するために，次世代の指導者たちを理解しようと努力しなければならないのだ．

医学生のプロフェッショナリズム育成は，医療キャリアの早期から望ましい行動と価値観を確立する助けになる．これは，正直さと尊敬の模範を示し，何が求められているかを明確にすることによって達成される．

研修医たちは，いつも時間に追われると考えて，メンターシップ関係に拒否や抵抗を示すかもしれないが，組織は研究医・臨床医の道を進もうとする者に，メンターシップを強く奨励する必要がある．メンターを募集して研修医がメンティーとなるよう奨励するプログラムを組むことで，より多くのメンターシップを生み，将来の医師が自分を磨く道を開くことにつながる．

医学部の教員グループのための包括的プログラムは，現在多いとはいえないが，明らかに仕事の満足感と質の高い患者ケアにつ

ながる関係性と学習機会を作ることになるため，教員グループの
メンターシップは現在の優先課題である．メンターシップは，単
に医師個人を利するものではなく，組織全体を成長させる手段と
見なすべきなのだ．

　学部教員用プログラムは，経験豊富な教員が不足しているとき
には，ピアメンタリングを検討することができる．ピアメンタリ
ングは，教員グループに属するメンターとメンティーの自信を深
め，より個人的で率直なフィードバックの機会と，専門分野での
有意義な関係をもたらす．

　経験豊富な教師と初心者の1対1の伝統的なモデルは重要で
あり，おそらく最も広く行われているが，ほかの形態のメンタリ
ングも同様に有益となるだろう．メンタリンググループやピアメ
ンタリングも，参加者の成長を促し，教育的であるといえる．

　メンティーを支援することは，優れたメンターの最も重要な特
徴であるが，ほかの資質(相談しやすい，相手を尊重し，親身に
なること，効果的で肯定的なフィードバックをすること，メン
ティーの裁量範囲を見極めること)も同様に重要である．

　教えるという形よりも，むしろメンターが何かをして，あるい
は何かになってそれを見せることが，知識と道徳の両方を伝える
非常に効果的な方法となることもある．この「ロールモデル」アプ
ローチは，医療分野においてメンティーに大きな影響を与える．
したがって，指導者は自分の行動を意識し，定期的に自己反省を
実践すべきである．

　メンティーもまた，現実的な期待，情熱，そして素直に批判と
反応を受け入れる態度で，自身のメンターシップを成功に導くた
めの責任を負わなければならない．

　メンターシップに代わるものを見つけることは不可能ではない

にしても，非常に困難である．医学分野においてメンターシップは，より良い患者ケアを提供することが最終目標であるべきだとHumphreyは述べている．メンターシップは，メンティーが自身の先入観を克服する機会を提供し，共感と寛容を高めることができる．はじめは受け入れられなかったとしても，真実を話し，他人のために声を上げることは，あらゆるレベルのメンティーに教えるべき重要な考え方であり，医学教育と患者ケア両方を改善する力となる．

Kuhl JS. Investing in Millennials for the Future of Your Organization. Leader to Leader. 2014；71：25-30.

　ミレニアル世代（1981〜2000年生まれ）は次世代の担い手であり，あらゆる組織を席巻していくことになる．上の世代はミレニアル世代が自己中心的かつ未熟で怠惰であると，否定的にステレオタイプ化していることもあって，ミレニアル世代の優秀な人材を自社に引きとめるのに苦労している．この記事では，今後の繁栄のためには，組織はこのぎすぎすした雰囲気を克服し，次の世代を温かく受け入れる必要があると述べている．

　この世代はテクノロジーが身近にある環境で成長してきており，上の世代が体験しなかったような方法でお互いにつながっている．したがって，彼らが休暇を頻繁に要求し，9時5時シフトでの労働を嫌がるなど，古い世代には一見，反抗的で怠惰なように見える態度も，実際には彼らなりのワークライフバランスに対する整合性のある向き合い方なのかもしれない．テクノロジーは，オフィスを物理的な場所の制約から解放し，どこで働くかの場所の選択の幅を広げたが，それを最初に十分に享受する世代がミレニアル世代である．ミレニアル世代は，一堂に会しての堅苦

しく長い会議よりも，短く，頻繁な電子媒体コミュニケーションを好む傾向がある．彼らは，組織内の決まりよりも，自身の仕事の結果，就業時間，コミュニケーションの柔軟性を重視している．

　ミレニアル世代の優秀な人材を引きとめるためには，このようなことに組織が適応する必要がある．ミレニアル世代がそう遠くない将来にグローバルなビジネスや政治を動かしていくことを考えると，組織はこの流れから取り残されないようにしなければならない．そのためには，行動や結果に何を求めるかを再定義し，これまでにはない方法で柔軟に対応する必要がある．重要なことは，経営陣が曇りなき目で若い人材を見つめ支える自覚を持つことである．リーダーは，ミレニアル世代に，自分はこの組織で成長し，最大限の力を発揮できると感じさせる必要がある．組織のために働くのは良い機会だと確信させることにより，若い人材が働き甲斐を感じるだけでなく，彼らがそのことを発信することがリクルート活動にもプラスになる．経営陣はそのためにも努力を続けなければならない．彼らは，以前にはなかったさまざまなSNSネットワークを駆使し自分たちの経験を共有するので，組織はそれを利用する必要がある．

　ミレニアル世代は，自分の仕事がいくら払ってもらえるかということよりも，仕事の重要性そのものに興味がある．だから組織は彼らを引きつけ続けるために彼らの仕事と会社の使命を関連づける必要がある．ワークライフバランスを尊重し，地域社会に恩返しをする手段をニーズに合うように提供し，個人的かつ専門的な成長のためのプログラムを提供する必要がある．プログラムには，メンターシップ，経験学習，チームベースのプロジェクト作業が含まれる．彼らが望むミーティングスタイルを実践し，頻繁

な(そしてリアルタイムな)彼らの仕事ぶりへのフィードバックを行うことは,年次業績報告を待つ以上に重要である.特に優秀な人材のために,彼らが言われた通りやってみようと感じるに足る挑戦的なキャリアパスを提示することが重要である.ミレニアル世代は,キャリアの長さよりも結果を重視し,困難なプロジェクトを任せてもらう前の「準備期間を持つ」ことに意義を認めていないからである.

Lewis KR. 5 Mentor Mistakes to Avoid. Fortune. 2014.

　この記事では,メンターシップにおいて陥りやすい5つの誤りを示している.

1. **自身に酷似したメンターを持つこと**　多くの人々は,自分と同じような背景を持つ人物がメンターにふさわしいと思っている.しかし,それは多くの人が思うほどには有益ではなく,逆に成長の可能性をせばめてしまうかもしれない.人種や文化,性別などの異なる背景を持つ人と一緒に働くことは,学び,成長し,新たな視点を身につける絶好の機会となるのだ.

2. **漠然と助けを求める**　メンター(または潜在的なメンター)とメンタリング関係を持つ際には,明確に目標を設定する.メンターを探す過程は自分の弱点に気づく助けとなり,自分が必要とするメンター(またはメンターたち)を選定するための判断材料になる.

3. **時間を無駄にする**　メンタリングを実践する際は,十分に準備を整え,ミーティングのテーマ決めて自分が会話を主導し,そこから生まれたことには迅速に取り組む.

4. **一方向的な関係だと思い込む**　最高のメンタリング関係は常

に双方向的であり，メンターはしばしばメンティーと同じくらいの活力を得ることができる.

5. **関係を強要する**　多くの場合，メンターシップは自然発生的に生ずることが重要である．人は，メンターになってくれるよう直接頼まれれば躊躇するものだし，あらたまって頼む必要がないことも多い．メンティーは，彼らのキャリアの中で（時には同時に）複数のメンターを持つ可能性が高いので，誰か1人のメンターからすべてのことを学び取らなければならないという，プレッシャーを減らすことができる.

Liu A. It Takes Two：A Guide to Being a Good Mentee. ABA J. 2019.

　この記事では，メンティーがメンターシップを受ける機会を自ら作り上げるように推奨している．そのために，多種多様な経験を持つメンターたちをどう見つけるかが書かれている.

● **メンターの時間と労力に値することを示す**　メンティーは単に成果を生み出すだけでなく，組織に全力で貢献する姿勢も示すべきである．通常メンターはメンタリングで金銭的報酬を得るわけではないので，メンティーはほかの方法でメンターシップを行う価値のあるものにする必要がある.

● **メンターシップを主導する**　メンティーは自分からメンターとコンタクトを定期的にとり，メンタリング関係を主導するように心がけるべきである．そして率直に，正直に，真剣な気持ちで学ぼうとする準備ができていなければならない.

● **利益の相互性を育む**　良いメンティーは，メンターから受け取るだけでなく，メンターにお返しをするものを持っている．それはメンターとメンティーごとに異なるだろう．多くの場合，それは一見，つまらないもの，あるいは個人的なものであるかもしれない.

- **多様性のあるメンターチームを構築する**　伝統的なメンターとメンティーの1対1の関係は時代遅れになりつつあり，メンティーは多様なスキルと経験をもたらす，自分個人の「取締役会」とでもいうべき複数のメンターを求めるべきだ．メンティーは，自分と異なる人々への認識を広げるために，意識して，性別，年齢，民族の枠を越えたメンター探しの必要がある．

- **メンターは地位の高い人でなければならないわけではない**　すべての人がメンターになりうる．メンティーは知識やスキルを持つ人をメンター候補として考える必要がある．

- **メンターの縮小コピーになってはいけない**　メンティーは，メンターの他者にない経験から学びたいと考えるべきだが，メンターから受けた知識を自分のキャリアと人生に合わせて再構築する必要がある．

- **教育機関が提供する，メンタリングリソースを活用する**　多くの教育機関には，メンタリングと銘打っていなくても，メンタリングの機会となりうるプログラムがある．多くの組織には，メンティーがキャリアを開始するにあたって，またとない機会体験プログラムのようなものがあるはずだ．

- **感謝の念を表す**　メンティーは，はっきりとわかるようにメンターに感謝を表す必要がある．それには，何かの機会にカードで伝えたり，キャリアの中でメンターから受けた恩恵の数々を，公の場で語ることなどの方法がある．

- **女性を支援する**　特に女性のメンティーは，周囲のほかの女性のキャリアを積極的に支援する方法を考える必要がある．

（仲間直崇）

あるメンターに言われたこと

　群星沖縄3期生として研修医になった当時の私は，メンタリングという言葉すら知りませんでしたが，ある先輩研修医から「教えたい，頼みたい」と思われる自分でいること…そのために目の前の人の「役に立つ」自分であることを目指すようにと言っていただきました．これがメンター・メンティーとしての私の基礎です．

　この考えで研修を積んだ結果…私は消化器内科医で内視鏡が専門ではありますが，ホスピスでの経験や，なぜかドクターヘリに乗せていただいた時期もあったり，今現在は訪問診療をやっていたり，呼ばれればいつでも離島にいったりと，自分のスタイルを構築するにあたり多くのメンターから選択肢を得て取捨選択できたように思います．もちろん今で完成形だなんて思っていませんが！

　いまはメンターになる機会が増えてきています．多くのメンティーから「教えられたい，頼りにしたい」と思われる「役に立つ」自分でいつづけたいなー．

（仲間直崇）

Liu B. The 4 Types of Mentors You Need in Your Life to Succeed. Inc. 2015.

　この項では，4つのタイプのメンターとそれぞれが何を提供できるかを述べている．メンティーのキャリアにはこの4つのタイプが必要であり，それぞれが他者にはない何かでメンティーに貢献すると著者は述べている．

1. コーチ　あなたの少年時代のサッカーコーチとまさしく同じように，あなたが辛いときを乗り越え，大きな着想を得て，特定の問題を解決するのを助けてくれるためにそこにいる．

2. コネクター　この珍しいタイプのメンターは，その幅広い人

脈を通して人々のネットワークづくりを助けることに秀でて
いる．希少であるからこそ，このタイプのメンターを離さな
いようにすべきである．

3. **チアリーダー**　この人はいつもあなたの側に立って，あなた
の成功を応援し，苦しいときにはなぐさめ，何があっても常
に支えてくれる．

4. **チャレンジャー（異議申し立て人）**　このタイプは，我々みん
なが陥りがちな，不合理な考えを正しいと思い込んでしまう
ことを阻止するための，誰にとっても必要な現実主義者であ
る．彼らはあなたの夢を砕くかもしれないが，あとあと，そ
の見識に感謝するだろう．なぜならチャレンジャー（異議申
し立て人）には，あなたが正しい道を選び，その道から外れ
ないようにする手助けができるからである．

Llopis G. Mentoring Gone Wrong Can Create Long-Lasting Damage. Forbes.
2012.

うまくいかなかったメンタリングはありふれていて，受けたダ
メージは生涯継続しうる．

著者は自らの経験から，メンターの背任行為のタイプの一例を
挙げている．あるメンターは自分と同じ型にはめこもうとし，さ
らに著者の成功を横取りしようとした．著者によると，この種の
メンターの背任行為のインパクトは広範囲に及ぶ可能性があり，
メンティーの私生活においてさえ影響が現れうる．幸いにも，こ
のケースのメンティーはそのとき何が起こっていたか正確に認識
し，唯一できることをした．それはつまり，彼自身のアイデン
ティティーを取り戻すために，そのメンターとの縁を切ったの
だ．

　年長者であるからといって良いメンターになれるものではない
と筆者は述べている．良いメンターの特徴の核となるものは，メ
ンティー自身が成長することを助けるという意思なのであって，
どんな理由であってもメンター自身にとって直接の助けとなるよ
うなものであってはならない．最良のメンターは，彼らのメン
ティーがいつしか彼らを追い越していくことを知っていて，それ
が争いの原因になることは決してない．また一方で良いメンター
は彼ら自身の成功ではなく，彼らのメンティーの成功によって報
われるのである．

Markman A. The Five Types of Mentors You Need. Fast Company. 2015.

　この記事では，メンターチームに必要な5つのタイプのメン
ターと，それぞれの役割について説明している．

1. **コーチ**　良いコーチはメンティーが抱える問題を解決するの
   ではなく，彼らの意見を聞き，原因に迫るために必要な質問
   をする．コーチは問題解決の対策を示唆することもあるだろ
   う．それは将来の障壁を越えていく手段として，メンティー
   の中に吸収されていくだろう．また，メンティーが考えたこ
   ともなかったような問題の見方のヒントを与え，彼らの視野
   を広げていくこともできる．

2. **スター**　スターはメンティーが将来このようになりたいと考
   える人物である．メンティーは彼らを知る努力はもちろんの
   こと，彼らがどのように人と関わり，何が彼らの成功に貢献
   しているのかを観察する必要がある．

3. **コネクター**　みんなを知っていて，紹介してくれる人であ
   る．コネクターは非常に頼りになる存在である．

4. **ライブラリアン（司書）**　ライブラリアンは組織の表も裏も

知っている人たちである．彼らと親しくしておくと，すでに
すんでいることをメンティーが繰り返して時間を無駄にする
のを避けたり，あるいは組織内で利用可能なリソースへアク
セスし損ねるのを防ぐようにしてくれる．

5. **チームメイト**　これはメンティーにネガティブなことが起
こったときに，同情的に耳を傾けるのか，彼らが前進し続け
るのを助けるのか，微妙な判断ができる人である．メン
ティーが必要としているのは，往々にして解決策ではなく，
彼らの経験は辛いことだったと認めてもらうことである．

　この記事では，より伝統的なメンターの考え方にある「アドバ
イザー」はメンターシップチームには入れるべきではないと結論
づけている．優れた成果を上げるために，メンティーはいかにす
れば最善の仕事ができるかを学ばなくてはならず，ただ他人の成
功を模倣するだけであってはならない．

Mattern J. The Most Valuable Lessons I've Learned from My Mentor. Fast Company. 2015.

　この記事の著者は，彼女のメンターからもらった，キャリアの
多くの面に影響しうるアドバイスについて述べている．

● **まず数字を出すな**　交渉において成功する一つのカギは，自分か
らお金の話をしないこと．例えば就活の際に，雇用されようとす
る人は雇用しようとする人から提示があるまで待つのが望まし
い．

● **大胆に行動せよ**　それによって印象づけられるであろう．

● **小説のように長いEメールを好む人はいない**　誰もが忙しい．3
つの文で言えることは，それよりも長く書かないようにする．

- **自分の望みを伝えよ**　著者はメンターからこう言われた，「必死に仕事して彼らにあなたのことを好きになってもらいなさい」．
- **あなたの崇拝する人でも人間だ**　評判や名誉にひるむな．我々は皆人間だ．
- **有意義なつながりを構築せよ**　人とつながる一つの方法は，適切なタイミングを見計らって，個人的な情報を相手に教えること．そうすることで一生続くような関係性を深めることができるだろう．
- **自分のペットについて話せ**　みんなそうするのが好きだから．

Meister JC, Willyerd K. Mentoring Millennials. Harv Bus Rev. 2010.

　この記事では，組織内のあらゆるレベルの人たちとの距離を詰め，親密なコラボレーションを図りたいとのミレニアル世代の願いに，より適したメンタリング方法を提案している．すなわちリバースメンタリング，グループメンタリング，匿名のメンタリングなどである．

- **リバースメンタリング**　組織内で上のポジションの人のメンターになる形態．ある特定のトピック（ソーシャルメディアなど）について自分より肩書が上（多くの場合は年上）の人に教える中で，それがなければ共に仕事をすることはなかったかもしれない組織の側面に触れ，理解する機会を得るのである．この過程で，ミレニアル世代はメンティーから伝統的な型である1対1のメンタリングならではの助言を有機的に得られるだろう．それに，メンタリングをアレンジすることはミレニアル世代のプロフィールをほかのシニアエグゼクティブたちに知らしめることになるだろうから，より早い出世コースにつながるかもしれない．
- **グループメンタリング**　メンタリングには多くの人的リソースが

必要であるが，グループメンタリングでは，1人の上級マネージャーやピア対ピアのグループメンターを置くこととそう変わらない程度のリソース節約ができる代替案となる．これはしばしばコンテンツの共有，スケジューリング，伝言などが見込まれる技術的なプラットフォームの流れの中でセットアップされる．これらはさらに，マイクロフィードバック（例えば140字以内などの限られた長さに制限されたフィードバック）を用いることで，よりリアルタイムのフィードバックを提供できるよう調整可能である．レスポンスは非常に短いものとなるため，より迅速なフィードバックが可能となる．

● **匿名のメンタリング**　この手法はメンティーと，組織外のメンターの組み合わせでメンタリングを行うもので，通常，会社が手配する外部契約やサービスを介して行われる．心理的および背景に関するテストから始める．オンラインで完全に匿名でやり取りされるため，ほかの伝統的な1対1のメンタリングの設定では決して得られないある種の率直さや正直さが期待できる．さらにこのシステムのもう一つの良さは，メンターとメンティーが同じ町，市内にいる必要はなく，この惑星の同じ半球にいる必要もないということだ．

　ミレニアル世代が仕事環境について要求しているフレキシビリティは，すべての人が望んでいるものだ．ただその要求を声を上げて理解させた最初の世代というだけである．

Page SE. The Difference : How the Power of Diversity Creates Better Groups, Firms, Schools. Princeton, NJ : Princeton University Press ; 2007.

　人の問題解決行動や推論は，他者から隔絶されたたった一人の

人間だけで決してすべきではない．むしろ多人数の集合的思案の
ほうがより優れたものを生み出す．考え方の多様性が，ほぼすべ
ての分野において大発見や革新のカギとなりうるのである．

　この本における多様性とは必ずしも人種や民族，文化の違いで
はなく，人々が問題に取り組み，解決する手法のバリエーション
をいっている．人の考え方や思考力がその人の背景から形成され
るのは確かであるが，著者の研究の焦点になっているのは，それ
ぞれの人のアイデンティティーの多様性ではなく，意識の多様性
なのである．

　職場において，高いIQや秀でたインテリジェンスといった
ファクターは，集団の意思決定やリーダーシップのために価値あ
る要件である．しかしながら，どんなに優れた思考能力の持ち主
でも，たった一人で考えたことは，（その人ほどではなくても）優
れた思考能力の人たちが集まって考えたことには及ばないことが
多い．IQテストや知性の尺度に意義はあるが，それらが必ずし
も成功への予測因子であるわけではない．能力や考え方，思考過
程の多様性が組み合わさって，しばしば創造や革新を前進させる
ことになり，究極的には人々と組織をさらなる成功へ導くものと
なる．これはどの集団に属する人たちも，それぞれが皆違うのだ
という単純な事実によって達成されるものである．

　著者は，たとえ一個人がエキスパートと見なされている場合で
も，集団の考えが個人を上回る例を示している．一人の動物学者
と一人の物理学者が協力して顕微鏡を使わずにDNAの構造を明
らかにした．彼らのまったく異なる多様な考え方や背景の違い
が，それぞれ一人では決して達成しえなかったであろう画期的な
発見をなすために必要な，正しい組み合わせであったということ
である．ただし筆者は，集団の考えが必ずしもいつも個人の考え

より優れているとは言っていない．多様性に富んだ人々からなる集団がいかにしてエキスパートが一人だけでするより，より迅速かつ創造的に物事を解決できるのか，あるいは実際に解決するのかについて，バランスのとれた概観を提示しているのである．

　人々の思考は道具に例えることもできる．ある人はノコギリを持ち，ある人はカナヅチを持つ．別々では彼らは大したことはできないが，協力すればビルを建てることもできる．それと同じように，さまざまな意識や能力といった道具は，単独よりも組み合わさったほうがより大きなことができる．道具が重複したり，ある人はほかの人より多くの道具を持っていたりするかもしれないが，重要なのはそれぞれがほかの能力と一体となって用いることのできる道具を持っているということであり，その道具はその人独自のスタイルで使われるということである．

　人の役割はまた，どのようにその道具を使うか，なぜその場で使うかによっても左右される．ある女性は，母親であり，かつ重役でもあるが，子どもたちに対するときと月曜午後のスタッフ会議のときとでは，意思決定において別々の認知能力と影響力を用いるだろう．これらの役割は，発見や学習に対する人々の見方，取り組み方を豊かにするために活用されるだろう．

　著者は，問題，特に複雑で難しい問題に対してより良い解決策を見つけ出すことを手伝ってくれるような人たちと関わりを持つために，自分一人で閉じこもらないよう提案している．違いというものは許す・許されないというものではなく，むしろ多様性こそ，すべての人がそれぞれの分野においてより多くのものを得るための機会や可能性として受け入れられるべきものなのだ．

Prossack A. How to Be a Great Mentee. Forbes. 2018.

　この記事ではメンティーがメンタリング関係から最大限の利益を得るための 7 つの方法を述べている.

1. 行動せよ　メンターはメンティーがより良い仕事をする手助けをするためにいる. これが意味するところは, メンティーはメンタリングから学んだ技術を実践できるものにしなくてはならないということだ.

2. 質問せよ　メンティーは学び, 改善し, そして成長することを望まなければならない. メンティーは熱中しているトピックに関してメンターに質問し, 議論することで会話の主導権を持つべきだ.

3. 「そうは思いません」と言うことを恐れるな　メンティーはメンターの言葉を黙って受け入れることを求められていると感じるべきではない. 意見の相違があるなら, 議論されるべきである. なぜなら, ただ追従するより価値があるからだ.

4. 素直にフィードバックを受け入れよ　メンティーは批判的なフィードバックを受け入れられなくてはならない. なぜなら, それはメンターがメンティーのために提供する役割の一つだからである. そのようなインプットを遮断することは, メンタリング関係のポジティブな影響を制限するだけである.

5. ニーズを明確にせよ　目標は, 継続的な成長と成果の達成のためになすべきことをはっきりさせてくれる. メンターが最初から目標を明確に理解していることを確認すべきである.

6. メンターを尊敬せよ　メンタリングのミーティングには準備して時間に遅れないようにする. また, 接触するのは, アポイントをとりメンターに応じる用意のあるときに限るべきである.

7. **真剣に取り組め**　優れたメンティーであるということは新しい技術を学び実践することに真剣に取り組むということである．それは長期的かつ永続的な目標である．

Rashid B. 3 Reasons All Great Leaders Have Mentors (and Mentees). Forbes. 2017.

　この記事は，多くの偉大な指導者にはメンターがいたという特徴的な3つの理由を示す．

1. **安楽な圏内から押し出されよ**　3つのタイプの特徴的なメンターたちは，物事を苦労なくこなせる安楽な圏内から，メンティーを押し出すだろう．3つのタイプとは，異議を申し立てる人（メンティーになぜ安楽圏があるのか質問する），チアリーダー（メンティーに十分な自信を与えて安楽圏の境界を越えていくよう後押しをする），コーチ〔メンティーが取り入れるべき新しい，あるいは（メンター自身が克服したような）逆境を克服するのに必要とする知識を与える〕である．

2. **フィードバックを受け入れること，与えること**　メンティーは原則として常にメンターが批評を与えることを求めてきた．そのため，それを受け入れることに前向きになることは重要である．逆の視点からみれば，批評家として例外的に秀でていない限り，メンターになるということは批評の訓練の十分な機会を与えられることになる．

3. **腹を割って話せる相手を得る**　メンターシップは，特にそれが長期になるとしばしば友人関係と似てくるが，いくつかの面においてはそれ以上のものになることを必要とする．真に生産的なメンタリング関係には全幅の信頼が必要とされるし，コミュニケーションは明確で，頻繁なコンタクトがなく

てはならない．すなわち，情熱を共有し，フラストレーショ
ンを発散し，ストレスを軽減できる，腹を割って話せる相手
をメンターおよびメンティー双方が持つということである．

Saint S, Chopra V. How Doctors Can Be Better Mentors. Harv Bus Rev. 2018.

　臨床医は自らの患者にとって何が最善か念頭に置きながら行動
するという倫理的義務を負っているが，それはメンターがメン
ティーに対する義務とまったく同じである．

　どちらの関係性においても誠心誠意行動することにより，医師
は，医師，メンター双方においてより向上できるのである．

　医師，メンターはどちらも，相手と対等の力関係にあるわけで
はない．どちらの役割においても，医師にはより力がある．ゆえ
に，患者やメンティーの利益と幸福を最優先していることを確実
にする義務がある．メンティーにとって何が最善であるかを確実
にするための4つの指針を挙げている．

1. **都合をつけろ**　医療に携わる人は多忙である．しかしながら
   メンティーを引き受けるということは，気にかける責任があ
   るということである．15分だけでもよいので，会うための
   時間を作ること．直接会うのがベストだろうが，会えないと
   きはコミュニケーション機器を利用すること．あなたがメン
   ティーに対するいかなる機会においても，メンティーに気を
   配り，神経を集中すること．

2. **あなたの役割を理解せよ**　伝統的なメンターの役割はよく知
   られているが，メンティーによってはコーチ，スポンサー，
   またはコネクターとして接することが求められることもあ
   る．あなたが個々のメンティーに対してどうすれば最善の手

助けができるか見極めるようにすること．あなたがどのような形で手助けするかに関係なく，彼らのキャリアにおけるあなたの役割を自覚し，熟考すること．

3. **客観的であれ**　メンティーに配慮することは，神経を集中させることに役立つが，同時に，メンティーに対してすぐに批判的な態度をとらないようにすることや，メンティーを支援する姿勢も必要になる．このように行動するために必要とされる感情的に距離を持つ感覚は，メンタリングの最中に感情が激した際に，反射的に行動してしまうのを回避してくれるだろう．

4. **メンティーの立場になってみよ**　あなたが手助けする人々はとても重要な存在であるという事実を意識すること．メンタリング活動の直前には心の中で積極的にあなた自身を彼らの立場に置いてみよ．そうすることで，メンターとしての役割の中でより共感的になり思いやりを持てるだろう．

　これらすべてを達成するには時間がかかり，根気と忍耐力を必要とする．神経を完全に集中することから訓練を始め，その第一歩がその先に続く道をどのように開いていくかをよく見ることだ．

Saint A, Chopra V. Thirty Rules for Healthcare Leaders. Ann Arbor, MI：Michigan Publishing, University of Michigan Library, 2019.

　ビジネス界が通貨や資本に価値を置く一方で，医療部門はその資源を生かしてビジネス界とはまったく異なった価値を生み出すことで成り立っている．この理由から，医療リーダーとビジネスリーダーとでは求められる資質に明らかに違いがあり，ゆえにこ

の違いに則して述べられるべきである.

　筆者らがリストアップしたルールは，医療の分野では指導的立場を占める「役職に任命されているリーダー」と，肩書や役職の有無にかかわらず影響力のある「発展途上のリーダー」の双方に向けて書かれている.

　大事なのは，いかにして導くかではなく，誰を導くかである.最初から正しいメンバーを集めてチームを作ることは，時間と労力を節約することになる.その職に適性があるかないかわからない人をすぐに雇うより，適切な候補者を待つほうがよい.理想通りでない人を雇うことは，あなたの管理業務のための時間を浪費することになるし，悪くしたら解雇につながることもある.

　医療リーダーは，求められるものと責任について，部下と直接，話し合う必要がある.部下一人ひとりは組織の使命における自らの役割を知る必要がある.目標と目的に対して厳格であるべきで，部下には説明責任を持たせよ.しかしながら，部下がそれぞれの目標を達成するために自分なりの方法を見つけることは大目に見ることだ.

　ストレスは医療の分野において避けられないものであり，リーダーにおいてはなおさらである.自分が抱く考え，感情，自分に起こる経験を常に意識しながら，あるがままに見るようにすれば，ストレスに対する身体の反応を軽減，あるいは完全に抑制することができる.理想的とはいえない，または天災ともいえるような状況下で落ち着きを保つことは有効な対策であるが，それには訓練を要する.しかし，リラックスし過ぎてはならない.自分を甘やかすと癖になる.ある程度のストレスとプレッシャーは有用であり，学習と患者のケアのどちらをも向上させる.

　会議の時間に遅れず，予定の時間に終わらせよ.さらに良いの

は，より早めに終わらせることだ．ただ，自分が話すだけでは学習の役に立たないこと，学習は医療の根幹をなす部分であることを心にとどめておく．話すよりも，聴くことだ．

医療分野のリーダーは感情について熟知しているべきである．言い換えるなら，彼らは自らの感情を評価，調整し，コントロールする能力を有するべきである．感情について熟知することは訓練・教育されうるものであり，熟知すればするほど，リーダーはより大きな成功を収めるだろう．

誠実に行った結果としての過ちは許し，それが人間の成長過程の一部分なのだと受け入れよ．しかしながらリーダーは過ち自体を忘れてはならない，さもなければ同じことが繰り返されるのを許すことになるおそれがある．非難や怒り，批判は忘れて，その出来事およびその出来事から得られる教訓を心にとどめることだ．自分も含め，誰しもすべてを完璧にはこなせないことを認識し，自分自身および部下に対して，忍耐する術を訓練しなさい．

医療リーダーの振る舞い，リアクション，ソーシャルメディアへの投稿，言葉は他人から精査され，誤解され，模倣される可能性もある．そうであるがゆえに，医療組織の中でポジティブかつ健全な環境を醸成していくよう振る舞うことが重要である．ジョークや思いつきの発言は控えよ．あなたのスタッフにとって何が許容される振る舞いなのかを判断し，そのためのロールモデルとなり，部下にそれを順守するための責任を課すことだ．

メンターシップとは，優れた医療組織にとってオプションではなく必要不可欠な要素である．有能なメンターは職員のパフォーマンスを引き上げ，優れた組織を作り上げる．しかしながら，背任行為に手を染めたメンターは有害でさえある．背任行為には，メンティーのアイデアや仕事を自分の手柄とする，メンティーの

プロジェクトの進行を妨げる，メンティーと定期的に接すること
やミーティングの機会を提供するための時間を作らないことなど
が含まれる．

　一方，メンティーのほうもまたメンタリング関係において約束
した重要な責任を有していることを覚えておくべきである．期限
に間に合わせ，約束を実行し，何から何まで助けを求めることは
しないで真剣に意欲的に学ぶべきである．

　職場環境を快適かつポジティブにするためのちょっとしたこと
の価値を過小評価してはならない．医療職に必要な姿勢を維持し
ながらも，他人と会ったら笑顔を向け，すぐに友達になること
だ．難しい会話でも，優しさ，尊敬，率直さをもって行うことが
できるはずだ．厄介な議論でも避けるのではなく，ポジティブな
結果を念頭に置いて対処せよ．

　自分の個人生活を忘れるほど，職業生活に没頭してはならな
い．家族や友人は仕事では代えることのできない目的や幸せと
いった必要なものに気づかせてくれる．

　著者は言う．おそらくビジネスリーダーと医療リーダーとの最
も重要な違いは最もシンプルで美しい振る舞いの一つにあり，そ
れはすなわち優しさであろうと．患者，同僚，部下への思いやり
と愛がなければ，そこに成長はなく，究極的には真の成功はあり
得ない．

（山城惟欣）

Sandberg J. With Bad Mentors, It's Better to Break Up Than to Make Up.
The Wall Street Journal. 2008.

　この記事では，誤ったメンタリング関係は，メンティーにとっ
て役に立たないのみならず，逆に有害となる可能性があることを

説明している．記事では恋愛になぞらえて，誤ったメンタリング関係から抜け出すことは，恋愛関係を解消するのと同じくらい困難で苦痛なものになりうることを説明し，そのような状況に陥らないために，メンティーが複数のメンターを持つ必要性（一夫多妻主義的な状況でみられる役割の分担）を強調している．

Straus S, Sackett D. Mentorship in Academic Medicine. Hoboken, NJ：John Wiley & Sons；2013.

　医学教育の過程で好ましいメンタリング関係を発展させるためのエビデンスに基づいたガイドである．メンタリング関係で起こりがちな問題を事前に回避したり，修正したりするための方法を，事例を挙げて紹介している．また，オンラインでの閲覧が可能で，指導のヒントや戦略を参照できる．効果的なメンタリングプログラムにプラスになる行政機関や学会のリストもアップデートされている．

Tjan AK. What the Best Mentors Do. Harv Bus Rev. 2017.

　この記事は，「最高のリーダーは，フォロワーを増やすことよりも自分と同じようなレベルのリーダーを輩出することに重点を置くことでリーダーシップを実践する」との文言から始まる．その後，メンターでもある優れたリーダーたちが持つ４つの重要な資質について詳述している．

1. **mentorship の前に relationship を**　ほかの著書でも述べられているように，メンターシップを成功させるためのカギの１つは，メンターとメンティーの関係における dynamics（力学）である．つまり，指導よりも，また，メンタリングをした経験を履歴に加えることよりも，関係性の構築を重

視することだと述べている.

2. **competency よりも character に焦点を当てる** スキルを獲得する方法はいくつもあるが，メンタリングでは，スキルの獲得は第一の目標ではない．メンターは，メンティーの「価値，自己認識，共感および敬意の能力」に重点を置き，彼らの character を引き出し，道筋を定める役割を果たす.

3. **optimism を声に出し，cynicism は黙って心にしまっておく** アイデアがうまくいかないときでも，「うまくいかない理由を考える前に，どうしたらうまくいくのかを考えなさい」と前向きにアドバイスする．そうすることで，メンティーが自ら求め進んでいく姿勢を支援し，奨励することになる.

4. **所属組織よりもメンティーに忠実であるようにする** メンティーの中に，組織にとって役に立つ資質を見つけようとするのではなく，まだ眠っている情熱を見つける必要がある．それが彼らの天職につながるかもしれない．メンティーが持つ本当の可能性に向かって歩めるように手助けをする.

Tobin M. Mentoring：Seven Roles and Some Specifics. Am J Respir Crit Care Med. 2004.

この記事では，メンターが果たすことができる7つの役割（教師，後援者，アドバイザー，エージェント，ロールモデル，コーチ，さらにはコンフィダント）について述べている.

1. **教師** 教師は，効果的な読書法，根本的な原則からの推論の仕方，科学的な原稿の書き方など，特定の知識をメンティーに伝える．教育とは事柄について教えるのではなく，メンティーの character の成長について行うものであると肝に銘

じ，教師として，メンティーの「道徳的なバックボーン」の形成に焦点を当てる.

2. **スポンサー**　スポンサーは，メンティーを仲間のいるネットワークにつなぎ，仲間とすべき人，避けるべき人について助言をする．また，メンティーの中に，科学的な価値観と科学的に思考する慣習を植え付ける手助けをするのも，スポンサーの役割である.

3. **アドバイザー**　アドバイザーは，メンティーが直面する可能性のある問題について，話し合う機会を持つ．メンティーの話に耳を傾け，独り立ちできるよう力を貸す．この経緯は，メンターには，メンティーがうまく事を解決する，という意味に聞こえがちだ．しかし，メンティーが望むときには，適切なアドバイスを提供することも非常に大切なことである．だが，アドバイザーとしての役割を，多くの学生が慣れ親しんでいるような教員からのアドバイスと混同してはならない．メンタリングにおけるメンター/メンティーの関係は，教員アドバイザーと学生の関係よりもはるかに個人的なものだからである.

4. **エージェント**　エージェントは常に，メンティーが自分の進路の障害となるものを取り除くのを助ける準備ができていなければならない．しかし，当然のことながら，メンティー自身がまずは「説得力のある試み」を行うべきではある．逆に，メンティーは，失敗しそうなときには，メンター＝エージェントが道を開いてくれることを知っておくべきである.

5. **ロールモデル**　ロールモデルはメンティーが参考にするべき価値を体現する存在でなければならない．職業上の優先事項から，いかに仕事を楽しいものにするかに至るまで，メン

ティーはメンターをロールモデルとして，優れた資質を見つけ，自分の中に取り入れるように努力をすることもできるだろう．

6. **コーチ**　コーチは，メンティーを成功へと駆り立て，目標に到着するためにはいつ前に進み，いつ待つかを知っている存在である．コーチとしてのメンターは，メンティーが努力するための高い基準を設定し，メンティーがそれらの目標を達成するのを助ける．期待値は高いものであるが，常に達成可能なものである．

7. **コンフィダント**　コンフィダントはメンティーが信頼できる存在である．話した内容はすべて確実に秘密にされるからだ．コンフィダント＝メンターとメンティーの関係は，ほかの何よりも信頼に基づいて構築されたものである．それは，恒常性(常に変わらないこと)と信頼性(信じるに足ること)を持ち，完璧でバランスのとれたものとして裏付けされている．

　すべてのメンターはいくつかの資質を共有している．失敗は成長の一部であり，次の成功のためにメンティーが失敗から学習することを助けなければならない．粘り強さ，集中力，時間管理，周囲からの評価への対応など，メンティーを成功に導くいくつかの重要なステップを身につけさせる．

　著者は，最後に，メンティーに向けて，メンターを選ぶ際のいくつかのアドバイスを挙げている．メンターを選ぶポイントは，研究内容への熱意，追加でメンティーを引き受ける時間があるか，リーダーシップ能力の質，どれだけ専念できるか，常識，力量，責任感，良心などだ．メンターが自分の時間を優先したり，

メンティーの成功を自分自身のものとしてとらえているような場合には，メンターがメンティーにとって悪い存在となることもある．メンターが，メンティーが注目されることをねたむと，関係のdynamicsに問題が生じる可能性がある．メンティーを過度に自分のイメージ通りにしようとしたり，過保護になるメンターは，メンティーの可能性を損なってしまったり，彼らのキャリアの形成を害してしまう可能性がある．

　時には，メンティーが自分の居場所を見つけることが難しい場合もある．その際，メンティーは，これまで多くの人々（歴史上の偉人も）がそうしてきたように，本などを通して，多くのヒントやアドバイスを得ることができるということを頭に入れておくことも大切だ．

　最後に，この記事では，メンタリングは一方向の活動ではないことを指摘している．メンタリングを通して，最終的に，メンター/メンティーの双方が，恩恵を受ける．

Ury W. The Power of a Positive No：How to Say No and Still Get to Yes. New York, NY：Bantam Books；2007.

　「No」と言うことは，公私を問わず生活の中で必要である．ほとんどの人は「No」と言葉にすることはできるが，その多くは相手に対して正直で，敬意を払い，思いやりのある方法としては伝わっていない．「No」の伝え方を間違えると，最良の関係を損なう可能性もあるし，それどころか関係を終わらせることさえある．

　ただし，特定の意図と戦略を持ったうえで「No」という言葉を伝えれば，このリスクは回避できる．

　著者は，まず，「Yes」の言葉とともに「No」を伝えることを提案

している．これは，相手に矛先を向けずに，自分が伝えるべきことに集中することを意味する．相手のアイデアを拒否したり攻撃したりしてはいけない．こうすることで，相手の恐怖，怒り，または防御反応を防ぐことができる．ただし，相手があなたの意見に乗ってくるという保証はない．

　この時点で，自分の利益と優先事項をさらに守り，事態を前進させる必要がある場合がある．こちらが撤退の準備をしているのに，相手が同意または協力しない場合には第二のプランを利用する．この「プランB」は，相手を罰するためのものでもなければ，怒りや欲求不満を解決する方法でもない．むしろ，交渉中に相手の反応を恐れたり心配したりすることなく，こちらの決意と決断を示す手段となる．

　「No」の態度を示すとき，あなたの目標は，相手にそれを受け入れてもらうことである．そのためには，あなたが相手の言い分に耳を傾けたことを示す前向きな発言から始める．そして相手の意見を認めたうえで，彼らに発言権を与える．必要に応じて明確な質問をし，その人の価値観を認めつつも，問題に対するあなたのスタンスはしっかり保つ．あなたが「No」の態度を示すときには，相手に対して敬意を払うようにする．

　「No」の背後にある理由を説明することは，相手にそれを受け入れさせるために不可欠だ．自分の興味やニーズを表現する「I」ステートメントと，共有の利益を促進する「We」ステートメントを使用する．相手に防御の姿勢をとらせる「You」ステートメントは避ける．相手を評価したり，彼らが「すべき」ことについて求められていないアドバイスはせず，「常に」と「決して」といった言葉を避ける．事実に重きを置き，人ではなく，問題や振る舞いに対処する．ただし，状況があまりに不快であったり，不適切である

場合は，説明のない断固とした「No」を使ってよい場合もある.

「No」の目的は，あなたが大切にしているものの境界を設定することである．攻撃的になる必要はないが，断固主張すべきだ.「No」は，明確かつ冷静に，誠実さと敬意をもって示すほうがよく相手に伝わる．相手の反応を頓着することはない，そもそも相手の反応はあなたが制御できるものではない．あなたの「No」の目的は，相手を攻撃することなく，自分を守ることである.

あなたが「しない」ことではなく，あなたが「する」ことを相手に伝える．それにより，相手側にも「No」と言える機会が与えられる．そうすることで彼らは不快感や嫌な気持ちを紛らわせることができる．次に，一致点を見出せる妥協案となるであろう第三のオプション「プランC」を提案する．ここでも，あなたが「No」の態度を示すときは，望ましくない行動や結果ではなく，望ましい行動や結果を明確にする建設的な要求を行いながらにする．あなたの要求が実現可能であり，相手への敬意と積極的な意図が伝わっていることを確認しておく.

「No」の態度を示すことで感じる罪悪感と懸念は，あなたを揺さぶるかもしれない．相手には敬意と共感を示すことだ．しかしそのことであなたの「No」の力を弱めさせてはいけない．自分の態度をコントロールし，話す前に間を取ろう．相手がどう感じたかは受け止めるが，彼らの要求に屈しないようにする．あなたが感情的な受け答えをしないことは，相手の不安や怒りを和らげるのに役立つ.

相手があなたの「No」を受け入れない場合でも，あなたは抗戦したり，屈服したりなどの反応はしない．代わりに，ポジティブな方法であなたの「No」を強調する．繰り返し「No」の態度を示し，必要に応じてプランBを提示する．「No」を繰り返し強調す

ることで，譲歩したり攻撃したりすることなく，あなたのスタンスを明確にして守ることができる．

　あなたがやらないと決めた事柄に妥協する必要はない．自分のニーズを満たし，かつ相手のニーズも満たす落としどころを模索しよう．双方が合意に達した場合は，それに参加してもらう必要があるキー・パーソンも検討しよう．

　あなたが「No」と言わなければならない相手との関係を築く方法を探すことだ．著者のアプローチは，議論のあらゆる局面に役立つ建設的な解決策を獲得しつつ，信じることのために立ち向かう力を与えることを目指している．

Valerio AM, Sawyer K. The Men Who Mentor Women. Harv Bus Rev. 2016.

　この記事は，さまざまな地位のマネージャーへの75のインタビューの分析に基づき，ジェンダー間のリーダーシップに関連する4つのテーマを挙げている．

1. **職場の文化を変えるために権威を利用する**　わかりやすい巧妙な方法ではあるが，男性は，伝統的に女性を受け入れない（組織という）文化の中で女性が持つ可能性と影響力を向上させるために，自身の立場を利用することができる．そのためには，男性は，同性の同僚に対して直接，立ち向かう必要が出てくる．同僚たちは女性に対し，ダブルスタンダード，あるいは時代遅れの態度で接しているからだ．

2. **効果的な人材管理の一環として，ジェンダーの包括性を考える**　女性が排除される状況では，組織は人的資源を事実上半分に削減していることになる．女性の将来の地位改善のために，募集し，社員として認め，（女性の仕事を）プランニングすることは，人材管理のもう一つの重要な部分である．

3. **ジェンダーを意識したメンタリングとコーチングを提供する**
女性が成功しやすい位置，目立ちやすい位置に女性を配置することは，先輩男性がメンタリングやコーチングを通じて女性に与える直接的な影響の1つである．プロジェクトに参加するだけで，女性メンティーの名前が先輩指導者に馴染みやすくなるため，たとえまだ個人的に会っていなくても，上層部に知ってもらうきっかけになる．メンタリングとコーチングを受けることは，金銭的利益とキャリア満足度を高めるだけではなく，メンティーにより大きな自信をもたらす．

4. **自己中心のリーダーシップではなく，他者中心のリーダーシップを実践する**　異なるジェンダー間でのメンターシップを成功させるためには，メンターたちはしっかりと同盟を結ぶ必要がある．彼らは公私にわたってジェンダーについての偏見をなくすために積極的に努力しなければならない．ほかの人のリーダーシップを伸ばすためには，メンティーに自分の価値をわからせるためのパワーにこだわるのではなく，一歩ひいておく必要がある．言い換えれば，メンターは自分のキャリアだけでなく，組織や自分の関与する分野が発展することに関心を持って，利他的な姿勢を保つ必要がある．

Vaughn V, Saint S, Chopra V. Mentee Missteps：Tales from the Academic Trenches. JAMA. 2017；317：475-6.

　この記事では，3つのタイプのメンティーからなる2つの異なるグループと，彼らが通常犯す間違いについて詳しく説明している．これらの間違いは，慎重に回避されない限り，踏まれるのを待っている地雷となる．メンタリング関係を損なうことから，メンター/メンティー双方へのアドバイスが記されている．

● **対立回避グループ**

1. **オーバーコミッター**　「Yes ばかり言う人」—「No」と言えない人のこと．オーバーコミッターはしばしば幻滅したり燃え尽きたりする．

2. **ゴースト**　彼らは直面する問題を避ける．しかし避けられないものを単に遅らせているだけであり，不信感が積み重なって，彼らの行動はしばしばメンタリング関係を破滅させる．

3. **ドアマット**　よく使われているのに，あまり気づかれない．つまり膨大な時間と労力を要するタスクを実行しているのに，報酬や進歩はほとんどない．

● **自信欠如グループ**

1. **ヴァンパイア**　無数の E メール，テキストメッセージ，電話，会議出席依頼が象徴するこのタイプのメンティーは，意思決定シーンでは無力になり，メンターによる確認を頼りにしている．

2. **ローンウルフ**　彼らは不屈で自信があるようにすら見えるかもしれないが，内心では弱いとか，愚かと見られないようにするために，助けを求めることを恐れている．そのため，彼らの失敗はしばしば避けられるはずの恥ずかしい出来事から生じる．

3. **バックスタッバー（陰口を叩く人）**　彼らは自身の過失を受け入れることができないため，最終的にエラーが発生したときに責任を受け入れるのではなく，他人に転嫁して他人を犠牲にし，非難を避けようとする．

Waljee JF, Chopra V, Saint S. Mentoring Millennials. JAMA. 2018；319：1547-8.

　著者は，ミレニアル世代のメンタリングの方法について，メンター・メンティー双方にしばしばフラストレーションや混乱を引き起こす特定のシナリオを挙げて議論している．よくあるいくつかのいらだつシナリオから3つのテーマを取り上げ，その上の世代にとっては異質と感じられるようなミレニアル世代のよくある行動の「理由」を説明している．古い世代に見られたステレオタイプを除外することで読み応えのあるコラボレーションとなった．

1. **「必要に応じた」関わり vs.「予定された」関わり**　ミレニアル世代は，迅速な意思決定を促し，コラボレーションネットワークを拡大する付き合い方に慣れている．その期待に応えるためには，アクセスのしやすさ，即時のレスポンス，素早い方向転換，頻繁な短いミーティングを受け入れなければならない．

2. **フラット・インフラストラクチャ vs. ピラミッド・インフラストラクチャ**　ミレニアル世代は，上の世代よりも容易にコラボレーションや考え方の多様性を受け入れる．これにより，チームサイエンス，集学的ケア，集団的リーダーシップが得られるものの，社会的および階層的なギャップを平坦化して考慮しないことは，上の世代との対立につながる可能性もある．

3. **目的 vs. プロセス**　ミレニアル世代にとって，目的こそ最重要事項だ．多くの場合，ミレニアル世代は成果と実行から大きな満足を得る．確立されたプロセスはそれほど重要ではない．

Zachary LJ. Creating a Mentoring Culture：The Organization's Guide. 1st ed. San Francisco, CA：Jossey-Bass；2005.

　メンターシップを実践し，優先する組織は，多くの利益を享受する．メンターシップは，より高い士気，仕事の満足度，職員の定着，より優れたリーダー，そして，職員のレベルに合わせて質を高めた学習を用いて組織とその中の人々を強くする，と Zachary は言う．この本は，メンタリングの必要性やその価値に関する背景について述べる．そして組織がメンタリング文化を育むための方法を示してくれる．その方法は，組織の構造にメンターシップを植え込み，組織が最大限の可能性を発揮できるようにしてくれる．

　変化は絶え間なく，避けられないものであるが，メンターシップ文化は，これらの変数の中で成長と成功を手にする手段を生み出す．しかし，組織内の人的資源とメンタリングの構成要素は，価値，ビジョン，意思決定，戦略に合わせて調整する必要がある．メンタリングの目標が設定されると，これらの構成要素は組織のすべてのレベルで共有される．メンターシップは個人にとっても組織にとっても有意義であり，双方の成功への導管となる．

　ひとたびメンターシッププログラムが確立されたら，組織のすみずみまで関心と熱意を行き渡らせるために，効果的なコミュニケーションを活用する必要がある．プログラムの実行のためには，上級管理職がその価値を認め，目に見えるサポートをする必要がある．リーダーからのロールモデリングは，金銭的インセンティブや承認と同様に，価値と見通しの両方を付け加える．

　しかし，メンターシップへの関心は有機的にもたらされなければならない．つまり，職員は成功への動機付けのためにメンターシップへの欲求を持つべきである．指導者はメンタリングに熱心

であるべきであり，同僚とそれについて議論する機会を持つべきである．メンター・メンティー双方の成功は広く共有され，称賛されるべきである．これらのことは継続して行われる必要があり，そのことがメンターシップに勢いを与え，進行中の需要に応えることにつながる．指導者は引き続きメンターシップに参加し，メンターシップの信頼性を高めるためにサポートしなければならない．

　著者は次のように説明している．多くの組織がメンターシップを，単に年長の経験豊富な教師と若い経験の浅いプロテジェ（指導を受ける者）の関係のようなものだという考えに縛られて，貴重なメンターシップの機会をスルーしてしまうかもしれないと．実際，包括的で革新的なメンターシップ文化をサポートするには，さまざまな革新的なメンターシップモデルを受け入れる必要がある．例えば，ピアメンタリング，グループメンタリング，チームメンタリング，およびリバースメンタリングにはすべて，質の高いメンターシップの機会を促進する目的と利点がある．

　メンターシップの文化を育成するには，教育と訓練のための基本的な form の準備とそれへの専念が必要になる．これらの２つの言葉（education と training）はよく知られた言葉で，しばしば同じ意味で使用されることもある．しかし前向きなメンターシップの経験を社員に提供しようとしている組織では，異なるものとして扱われる．education と training は，可能な限りさまざまな学習スタイルのニーズを満たす必要があり，事前に，資格のあるファシリテーターの採用，適切な設定，従業員の準備などの要因を検討する必要がある．熱意と規律をもって education と training に取り組めば，学習者は，自信を持って継続的な学習を行い，自己価値を確かなものにするための素晴らしい機会を得るこ

とになる.

　最良のメンターシップのプランであっても，時には課題と障害を経験する．そのため，効果的なメンターシップの実践を目指すなら，こうした挫折から回復するためのプロセスを整える必要がある．もちろん，最良のセーフティネットは，問題を最小限に抑えるのに役立つ適切な準備と計画であることはいうまでもない．適切な education と training，明確な期待，メンターとメンティーのためのツールとモデル，および問題の根本原因の特定などはすべてが，先を見越したセーフティネットアプローチの必要な要素となる.

　メンターシップ文化を実践するには時間とリソースが必要であるが，それだけ努力する価値がある．メンターシップは，いま現在の社員にとってさらなる改善を約束するものである．完璧，かつ熱意をもって実行されれば，メンターシップは，将来にわたって，個人にも組織にも絶えることのない波及効果をもたらすだろう.

（原田大幹）

COLUMN

日常生活とメンタリング

　メンタリングという言葉は聞いたことがあるかもしれないが，その理論まで知っている人は少ないだろう．しかし，メンタリングについて知ることは医療現場だけでなく，日常生活をより充実させることにもつながる．多くの人にとってストレスは対人関係の中で生じる．本書は医療者間のメンタリングのあり方やその中で出会う困難とその対処の仕方などについて書かれているが，それらは立場や状況が異なるものの，日々の生活の中で誰もが感じる対人関係ストレスに通じるものがある．メンタリングについて知り，それを実践できれば，互いの存在をリスペクトしつつ，その関係性についてもさまざまな視点から見ることができるようになり，医療者としての人間関係のみならず，普段の生活であなたを取り巻く多くの人とストレスの少ない良好な関係を築いていけるのではなかろうか？　以上，精神科医師の独り言でした．

（原田大幹）

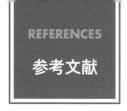

CHAPTER 1 : THREE STEPS TO GETTING STARTED AS A MENTOR
1. Chopra V, Saint S. 6 Things Every Mentor Should Do. Harv Bus Rev. 2017.
2. Clark D. Your Career Needs Many Mentors, Not Just One. Harv Bus Rev. 2017.
3. Cole B. A Visit with Historian David McCullough, the 2003 Jefferson Lecturer. NEH. 2003 ; 24 : 4–5.
4. Hayzlett J. Top 3 Traits of a Good Mentor. Entrepreneur. 2017.
5. Page SE. The Difference : How the Power of Diversity Creates Better Groups, Firms, Schools, and Societies. Princeton : Princeton University Press ; 2007.
6. Tjan AK. What the Best Mentors Do. Harv Bus Rev. 2017.

CHAPTER 2 : KNOW YOUR ROLE
1. Chopra V, Arora VM, Saint S. Will You Be My Mentor? Four Archetypes to Help Mentees Succeed in Academic Medicine. JAMA Intern Med. 2018 ; 178 : 175–6.
2. Gladwell M. The Tipping Point : How Little Things Can Make a Big Difference. Boston, MA : Little, Brown ; 2006.
3. Liu B. The 4 Types of Mentors You Need in Your Life to Succeed. Inc. 2015.
4. Markman A. The Five Types of Mentors You Need. Fast Company. 2015.
5. Tobin MJ. Mentoring:Seven Roles and Some Specifics. Am J Respir Crit Care Med. 2004; 170 : 114–7.

CHAPTER 3 : SIX RULES FOR MINDFUL MENTORING
1. Altman I. The Dos and Don'ts of Mentoring. Forbes. 2017.
2. Blackman A. Misguided Guidance : 12 Mistakes Mentors Should Avoid. Modern Workforce : Everwise. 2014.
3. Cho CS, Ramanan RA, Feldman MD. Defining the Ideal Qualities of Mentorship : A Qualitative Analysis of the Characteristics of Outstanding Mentors. Am J Med. 2011 ; 124 : 453–8.
4. Chopra V, Edelson DP, Saint S. Mentorship Malpractice. JAMA. 2016 ; 315 : 1453–4.
5. Saint S, Chopra V. How Doctors Can Be Better Mentors. Harv Bus Rev. 2018.

CHAPTER 4 : THE MENTEE'S QUICK-START GUIDE
1. Gallo A. Demystifying Mentoring. Harv Bus Rev. 2011.
2. Liu A. It Takes Two : A Guide to Being a Good Mentee. ABA J. 2019.
3. Rashid B. 3 Reasons All Great Leaders Have Mentors(and Mentees). Forbes. 2017.

CHAPTER 5 : NINE THINGS STANDOUT MENTEES DO
1. Chopra V, Dixon–Woods M, Saint S. The Four Golden Rules of Effective Menteeship. BMJ Careers. 2016.
2. Lewis KR. 5 Mentor Mistakes to Avoid. Fortune. 2014.
3. Mattern J. The Most Valuable Lessons I've Learned from My Mentor. Fast Company. 2015.
4. Saint S, Chopra V. Thirty Rules for Healthcare Leaders. Ann Arbor, MI : Michigan Publishing, University of Michigan Library ; 2019.
5. Saint S, Chopra V. Leadership & Professional Development:Know Your TLR. J Hosp Med. 2019 ; 14 : 189.

CHAPTER 6 : BEWARE THE MENTEE LANDMINES
1. Chopra V, Edelson DP, Saint S. Mentorship Malpractice. JAMA. 2016 ; 315 : 1453–4.

2. Hudson P. Mentoring as Professional Development："Growth for Both" Mentor and Mentee. Profession Dev Ed. 2013 ; 39 : 771-83.
3. Prossack A. How to Be a Great Mentee. Forbes. 2018.
4. Ury W. The Power of a Positive No：How to Say No and Still Get to Yes. New York, NY： Bantam Books ; 2007.
5. Vaughn V, Saint S, Chopra V. Mentee Missteps：Tales from the Academic Trenches. JAMA. 2017 ; 317 : 475-6.

CHAPTER 7 : ENDING RELATIONSHIPS WITH MENTORS
1. Byerley JS. Mentoring in the Era of #MeToo. JAMA. 2018 ; 319 : 1199-200.
2. Chopra V, Edelson DP, Saint S. Mentorship Malpractice. JAMA. 2016 ; 315 : 1453-4.
3. Llopis G. Mentoring Gone Wrong Can Create Long-Lasting Damage. Forbes. 2012.
4. Sandberg J. With Bad Mentors, It's Better to Break Up Than to Make Up. The Wall Street Journal. 2008.

CHAPTER 8 : MENTORING ACROSS GENERATIONS
1. Kuhl JS. Investing in Millennials for the Future of Your Organization. Leader to Leader. 2014 ; 71 : 25-30.
2. Meister JC, Willyerd K. Mentoring Millennials. Harv Bus Rev. 2010.
3. Waljee JF, Chopra V, Saint S. Mentoring Millennials. JAMA. 2018 ; 319 : 1547-8.

CHAPTER 9 : MENTORING ACROSS DIVERSITY WITH A FOCUS ON WOMEN
1. Banaji MR, Greenwald AG. Blindspot：Hidden Biases of Good People. 1st ed. New York： Delacorte Press ; 2013.
2. Byerley JS. Mentoring in the Era of #MeToo. JAMA. 2018 ; 319 : 1199-200.
3. Choo EK, van Dis J, Kass D. Time's Up for Medicine? Only Time Will Tell. N Engl J Med. 2018 ; 379 : 1592-3.
4. DeCastro R, Sambuco D, Ubel PA, Stewart A, Jagsi R. Mentor Networks in Academic Medicine : Moving beyond a Dyadic Conception of Mentoring for Junior Faculty Researchers. Acad Med. 2013 ; 88.
5. Farnell R. Mentor People Who Aren't Like You. Harv Bus Rev. 2017.
6. Valerio AM, Sawyer K. The Men Who Mentor Women. Harv Bus Rev. 2016.
7. Verghese A. Resident Redux. Ann Intern Med. 2004 ; 140 : 1034-6.
8. Moniz M, Saint S. Leadership & Professional Development : Be the Change You Want to See. J Hosp Med. 2019 ; 4 ; 254.

CHAPTER 10 : LOOKING BACK WHILE TRAVELING FORWARD
1. Byars-Winston A, Womack VY, Butz AR, et al. Pilot Study of an Intervention to Increase Cultural Awareness in Research Mentoring : Implications for Diversifying the Scientific Workforce. J Clin Transl Sci. 2018 ; 2 : 86-94.
2. Rabinowitz LG. Recognizing Blind Spots—a Remedy for Gender Bias in Medicine? N Engl J Med. 2018 ; 378 : 2253-5.
3. Schäfer M, Pander T, Pinilla S, Fischer MR, von der Borch P, Dimitriadis K. The Munich-Evaluation-of-Mentoring-Questionnaire(MEMeQ)—a Novel Instrument for Evaluating Protégés' Satisfaction with Mentoring Relationships in Medical Education. BMC Med Educ. 2015 ; 15 : 201.
4. Sheridan LMM, Murdock NH, Harder E. Assessing Mentoring Culture : Faculty and Staff Perceptions, Gaps, and Strengths. Can J High Educ. 2015 ; 45 : 423-39.